La TC nello studio delle metastasi

Springer

*Milano
Berlin
Heidelberg
New York
Barcelona
Hong Kong
London
Paris
Singapore
Tokyo*

F. Ferrozzi
G. Garlaschi

La TC nello studio delle metastasi

Prefazione
a cura del Prof. P. Bassi

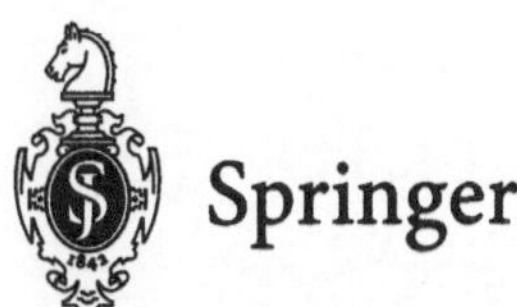

Springer

Dott. Francesco Ferrozzi
Istituto di Scienze Radiologiche
Università degli Studi di Parma

Prof. Giacomo Garlaschi
Istituto di Radiologia
Università degli Studi di Genova

ISBN 88-470-0032-7

Progetto grafico della copertina: Simona Colombo
Fotocomposizione e impaginazione: Photo Life, Milano
Stampato in Italia: Staroffset, Milano

SPIN: 10687260

Prefazione

È con vero piacere che ho accettato di presentare la monografia del Dottore Francesco Ferrozzi e del Professore Giacomo Garlaschi sulla diagnostica TC delle metastasi.

Il problema oncologico, nellè sue infinite sfaccettature, rappresenta infatti una realtà quotidiana con cui ogni radiologo deve misurarsi, fornendo al clinico informazioni sempre più precise ed essenziali nella programmazione terapeutica.

In particolare, come giustamente sottolineano gli Autori, la mutata filosofia terapeutica oncologica, più aggressiva e ormai routinariamente estesa anche ai tumori in fase metastatica, ha condizionato e reso necessario un analogo adeguamento tecnico e culturale da parte del radiologo.

È merito degli Autori aver affrontato il problema delle metastasi con un testo agile, ma estremamente interessante per la varietà di aspetti di non frequente riscontro trattati e documentati.

Il testo si articola in sei sezioni distinte: nella prima viene introdotto il problema della diffusione metastatica in termini biologici e patogenetici, in modo conciso, ma chiaro e comprensibile.

Segue un breve capitolo sulle modalità di disseminazione (linfatica, ematogena, per insemenzamento ecc.) che fornisce parametri estremamente utili nella comprensione delle sedi preferenziali di localizzazione dei vari oncotipi.

Particolarmente interessante è l'analisi degli aspetti strutturali delle lesioni, in cui il dato morfologico viene puntualmente correlato alle caratteristiche eziopatogenetiche facilitando la possibilità di caratterizzazione, sia in assenza di primitività nota, che nella fase diagnostico-differenziale in presenza di patologia sincrona.

La trattazione analitica delle singole sedi di localizzazione metastatica, dalle più comuni alle più rare, segue un percorso preciso e didattico, sempre confortato da un'eccellente iconografia, dimostrativa e scelta con cura.

Non mancano gli aspetti "ludici" (le metastasi bizzarre) e gli spunti eminentemente pratici, come le tabelle di diagnostica differenziale che, affrontando il cruciale problema del paziente con metastasi a partenza ignota, suggeriscono un percorso diagnostico apparentemente semplicistico ma "ragionato" e fondato su solidi criteri anatomici, anatomo-patologici e eziopatogenetici.

La bibliografia è essenziale ma precisa e aggiornata.

In sintesi, un testo chiaro, di rapida e piacevole lettura, perfettamente illustrato nell'iconografia, da cui traspare l'esperienza degli Autori nella materia, sicuramente utile e interessante per tutti gli "addetti ai lavori".

Parma, Settembre 1998   *Pellegrino Bassi*

Indice

Introduzione

L'approccio terapeutico alla patologia neoplastica in fase metastatica ha subito, nel corso dell'ultimo decennio, radicali mutamenti. Se infatti anni orsono la presenza di localizzazioni secondarie scoraggiava a priori ogni trattamento potenzialmente curativo, attualmente le metastasi, anche se in casi selezionati, vengono aggredite con uno sforzo multidisciplinare maggiormente aggressivo (chemio-radioterapico e chirurgico) che può talora consentire risultati eccellenti in termini di sopravvivenza e controllo della malattia. Tale viraggio nella filosofia terapeutica oncologica ha ovviamente comportato una parallela evoluzione anche in campo diagnostico. All'ormai noto concetto di diagnosi precoce del tumore primitivo, viene oggi ad affiancarsi quello di diagnosi precoce delle metastasi al fine di poter intervenire altrettanto tempestivamente con intenti di potenziale radicalità. Ne consegue la necessità di parametrare esattamente l'estensione anatomica della malattia in termini di sede, numero e caratteristiche morfostrutturali. Aumentando inoltre la sopravvivenza del malato oncologico, sistematicamente monitorato anche mediante tecniche di Imaging (in particolare la Tomografia Computerizzata), è divenuto statisticamente significativo il riscontro in vivo di metastasi anche in sedi anatomiche differenti da quelle considerate "classiche". Tutto ciò comporta indubbi problemi diagnostico-differenziali di fronte all'identificazione di lesioni incidentali benigne (che nulla hanno a vedere con la malattia oncologica di base) o di una seconda neoplasia primitiva (reperto relativamente frequente nella storia clinica del paziente neoplastico). Infine, con l'aumentare dell'esperienza clinica e grazie anche all'ausilio di apparecchiature tecnicamente sempre più sofisticate, si è documentato un estremo polimorfismo strutturale delle lesioni, legato non solo álle caratteristiche istologiche ed evolutive del tumore primitivo (la cui conoscenza è quindi fondamentale ai fini della caratterizzazione di natura), ma indotto anche dalla terapia e perciò di significato fondamentale dal punto di vista prognostico in quanto essenziale nella modulazione terapeutica. In questo testo sono stati esaminati il più possibile analiticamente i polimorfi aspetti TC delle lesioni metastatiche, valutando contemporaneamente le differenti modalità di diffusione, gli aspetti strutturali e le variabili sedi di colonizzazione con particolare attenzione ai quadri meno usuali e comuni.

Capitolo I
Patogenesi del processo di metastatizzazione

Il processo di metastatizzazione rappresenta il risultato finale di una complessa serie di eventi (in parte legati al tumore, in parte all'ospite), strettamente correlati l'uno all'altro e tutti parimenti essenziali; l'incompleta realizzazione di una di tali "fasi" impedisce infatti la formazione della metastasi [1].

L'INVASIVITÀ LOCALE E L'ANGIOGENESI rappresentano il punto di partenza del processo di metastatizzazione; le cellule neoplastiche proliferano con modalità infiltranti nelle varie matrici extracellulari (membrana basale, stroma interstiziale etc.) seguendo sistematicamente un triplice percorso biologico/biochimico consistente nell'*adesione*, nella successiva *degradazione proteolitica* del substrato e nel *passaggio* delle cellule neoplastiche attraverso il substrato stesso, degradato dall'azione enzimatica [2]. Fattori chemotattici paracrini, motilità autocrina, fattori di crescita e prodotti di degradazione proteolitica intervengono nella genesi del fenomeno [3]. Quando la popolazione tumorale raggiunge un volume critico (generalmente 1-2 mm di diametro) si associano fenomeni neoangiogenetici. La secrezione di molecole ad azione soppressiva sui fattori inibitori omeostatici o di fattori tumorali o stromali direttamente angiogenetici comporta la proliferazione delle cellule endoteliali, specie a livello delle venule post-capillari, con una dinamica di crescita da 20 fino a 2000 volte più rapida rispetto al normale [4].

La successiva COLONIZZAZIONE INTRAVASALE è facilitata dal substrato istologico di tale neoangiogenesi in cui i singoli elementi endoteliali sono focalmente discontinui, "fenestrati", facilitando così il passaggio in circolo delle cellule neoplastiche [5]. Gli elementi cellulari penetrati nel torrente ematico, singolarmente o in aggregati, vengono rapidamente distrutti dai sistemi di difesa macrofagica; solo una percentuale minima delle cellule (< 0.01%) riesce ad iniziare un processo proliferativo e a dare luogo ad una neocolonia tumorale [1]. L'arresto degli aggregati neoplastici nei vasi dei vari organi bersaglio si realizza attraverso la coesione con piastrine e fibrina o tramite siti recettoriali specifici. Istotipi diversi mostrano infatti modalità e fattori di adesione differenti e conseguentemente siti preferenziali di metastasi [6]. Questo rappresenta uno dei meccanismi fondamentali nel determinismo di un tropismo selettivo di colonizzazione metastatica [5].

La successiva *DIFFUSIONE EXTRAVASALE* è secondaria all'esposizione e degradazione proteolitica della membrana basale come conseguenza dell'adesione della cellula neoplastica all'endotelio, spesso favorita da una situazione strutturale alterata (infiammazione, fibrosi, esiti traumatici, etc.) [1].

Infine la *CRESCITA* della colonia cellulare e l'*ATTECCHIMENTO* della lesione metastatica è condizionata da una seconda angiogenesi che rappresenta l'evento terminale del processo [4]. Anche in tale fase, fattori autocrini di crescita secreti dalle cellule tumorali ed elementi paracrini derivati dal microambiente locale sono fondamentali e, specie questi ultimi, rappresentano un ulteriore fattore di organotropismo specifico [3, 6].

Capitolo II
Modalità di diffusione metastatica

Indipendentemente da fattori specifici di tropismo immunologico/biochimico che possono condizionare siti preferenziali di colonizzazione, le modalità tipiche di diffusione della neoplasia primitiva (legate sostanzialmente alle caratteristiche istologiche del singolo istotipo) rappresentano il principale fattore predittivo delle sedi di metastasi. Ne consegue la necessità di conoscere non solo le vie principali di metastatizzazione (ematogena, linfatica, per "insemenzamento") e le sedi "filtro" primarie o secondarie di ogni singola neoplasia, ma anche quei fattori anatomo-funzionali specifici che possono giustificare la presenza di metastasi in sedi apparentemente atipiche [7]. Ad esempio, l'esistenza di sistemi venosi accessori, come il circolo venoso vertebrale di Baston privo di valvole e comunicante con tutti i principali sistemi venosi, può facilmente spiegare la presenza di lesioni secondarie vertebrali, al bacino ed al terzo superiore dei femori da tumori a partenza prostatica, pur in assenza di localizzazioni in altri organi [1]. Un meccanismo di diffusione analogo è invocato per giustificare una metastatizzazione cervicale e dorsale, disgiunta da localizzazioni polmonari, nel carcinoma mammario o di metastasi cerebrali a partenza broncogena ove la colonizzazione diretta delle vene vertebrali avviene attraverso la vena bronchiale posteriore [7].

Quantunque il processo di metastatizzazione sia un fenomeno estremamente complesso, talora imprevedibile e non schematizzabile in fasi rigide, la maggior parte dei tumori risponde a meccanismi di diffusione generalmente abbastanza tipici per ogni istotipo.

Diffusione linfatica

Sebbene non sia possibile una differenziazione rigida tra le diverse vie di metastatizzazione, stante il carattere strettamente interdipendente del fenomeno, la via linfatica rappresenta statisticamente la modalità principale di diffusione degli istotipi epiteliali [7]. Le cellule neoplastiche, perduta l'adesività intercellulare, penetrano nel lume dei capillari linfatici a contatto con il tumore e raggiungono, attraverso i linfatici afferenti, il seno marginale di un linfonodo. Quantunque sia possibile l'eliminazione delle stesse da parte del sistema immunitario, nella maggioranza dei casi si ha una proliferazione inizialmente intralinfonodale e successivamente (tanto più precocemente quanto maggiore è l'aggressività cellulare) extracapsulare [1]. La rottura della capsula comporta l'invasione dei tessuti ed organi circostanti e ripropone, a livello dell'area di drenaggio linfatico, le stesse modalità di crescita tipiche del tumore primitivo. Nonostante la diffusione tenda a coinvolgere in modo ordinato stazioni linfonodali contigue, è tuttavia possibile la colonizzazione di gruppi linfonodali a distanza attraverso anastomosi linfo-venose o invasione diretta dei capillari e delle venule intra-linfonodali [7]. La colonizzazione linfonodale può comportare l'ostruzione al deflusso linfatico e, inizialmente, il drenaggio vicariante attraverso circoli collaterali; successivamente si assiste ad un'inversione del flusso con colonizzazione secondaria di foci satelliti a distanza o in sedi anomale. Questo tipo di modalità si realizza frequentemente ad esempio nelle localizzazioni dermiche da melanomi e da carcinomi della mammella [1, 8]. L'ostruzione del distretto linfonodale mammario interno può comportare la diffusione al fegato per via linfatica attraverso il muscolo retto addominale ed il ligamento falciforme [7]. Analogamente, i carcinomi gastrici e pancreatici con localizzazioni linfonodali celiache e para-aortiche possono associarsi a metastatizzazione linfatica per via retrograda al distretto iliaco e addirittura inguinale, con dimensioni linfonodali progressivamente riducentesi in senso centrifugo [7, 9, 10]. Tale diffusione embolica retrograda può comportare anche localizzazioni controlaterali come avviene nelle metastasi ascellari da tumori mammari o latero-cervicali da carcinomi del distretto testa-collo [7]. Il quadro più avanzato di metastatizzazione linfatica si manifesta in caso di occlusione della cisterna del chilo e del dotto toracico: si realizza allora una massiva disseminazione retrograda e coinvolgimento degli spazi retroperitoneali, della parete toracica e di tutte le principali stazioni linfonodali (pelviche, inguinali, addominali, toraciche, ascellari, cervicali) [7].

Infiltrazione linfangitica

Si tratta della metastatizzazione massiva del letto linfatico a livello dei singoli organi associata a una importante reazione desmoplastica secondaria [5]. In accordo con gli studi più recenti, a livello patogenetico coesiste un interessamento sincrono del letto capillare, talora primitivo rispetto all'invasione linfatica stessa [11]. Le neoplasie epiteliali e particolarmente i carcinomi mammari, gastrici, pancreatici e polmonari sono gli istotipi maggiormente interessati al fenomeno [7]. Il *polmone* rappresenta la sede classica di tale quadro di diffusione metastatica, configurando circa l'8% di tutte le lesioni secondarie polmonari [12]. Si tratta generalmente di forme bilaterali (anche se non è infrequente l'infiltrazione monolaterale), contraddistinte da ispessimento irregolare – spesso con componenti micronodulari – dei setti interlobulari, dell'interstizio assiale intralobulare peri-broncovasale o subpleurico con opacità lineari confluenti in un quadro reticolare [13]. Differente è il quadro di interessamento linfangitico di un *organo cavo*; tale aspetto è solitamente associato a metastasi da carcinomi altamente anaplastici in cui la massiva metastatizzazione del sistema linfatico sottomucoso provoca un'intensa reazione desmoplastica con ispessimento e rigidità parietale, appiattimento delle pliche mucose con fenomeni ulcerativi minimi o completamente assenti [7]. Tale quadro, definito "linite plastica secondaria", si manifesta generalmente in caso di metastatizzazione a partenza mammaria, pancreatica o vescicale [14, 15].

Decisamente rara (escludendo le forme primitive linfoidi) è infine l'infiltrazione linfangitica degli *organi parenchimatosi*, con il fegato principale organo bersaglio. L'interessamento tumorale si manifesta sostanzialmente a livello perivascolare con dilatazione dei dotti linfatici, infiltrazione degli spazi portali e fibrosi secondaria [16].

Diffusione ematogena

È facilitata dallo scarso sviluppo dell'endotelio vascolare nell'ambito del tumore e si realizza generalmente tramite invasione venosa a livello della capsula o della porzione neoplastica periferica. La distribuzione dei foci tumorali non avviene casualmente, ma ciascun istotipo mostra una o più sedi preferenziali di metastatizzazione [2, 6]. Il principale sistema sanguigno per la diffusione delle cellule neoplastiche è rappresentato dal *grande circolo*; dopo la penetrazione a livello venulare, il primo filtro è rappresentato dai capillari polmonari [5]. I tumori renali, tiroidei, surrenalici, testicolari, del distretto testa-collo e ossei, nonché il melanoma, hanno come primo filtro sistemico il polmone [7]. La possibile metastatizzazione a distanza senza contemporanea colonizzazione polmonare viene spiegata dalla presenza di "shunt" tra arterie e vene polmonari con conseguente "by-pass" del letto capillare [7].

Il *sistema portale* drena essenzialmente il tratto gastroenterico con filtro primario a livello epatico. Metastasi sistemiche in altre sedi necessitano di una previa diffusione a livello polmonare [6]. Ne deriva l'importanza della specifica conoscenza dei substrati anatomici dei singoli distretti: ad esempio il drenaggio venoso del terzo distale del retto essendo tributario, attraverso le vene emorroidarie inferiori, della vena cava inferiore avrà come primo filtro il polmone, contrariamente al resto dell'organo che, drenando nel sistema portale, avrà come primo sito metastatico il fegato [7].

Gli emboli neoplastici liberati a livello del *piccolo circolo* (vene polmonari) hanno come filtro ogni parenchima vascolarizzato: in particolare gli organi o i tessuti contraddistinti da una doppia vascolarizzazione (fegato, polmone) o da "shunt" arterovenosi (ossa, surreni) mostrano distretti in cui la circolazione ematica rallenta e la superficie endoteliale aumenta considerevolmente, favorendo quindi l'attecchimento delle cellule neoplastiche [1, 6].

La diffusione retrograda, in caso di ostruzione al deflusso di tronchi venosi principali, può comportare la comparsa di lesioni in sedi atipiche; è il caso delle metastasi isolate alla vagina o alla vulva in presenza di trombosi neoplastica della vena renale sinistra con conseguente embolia retrograda della vena ovarica omolaterale e diffusione al plesso utero-vaginale o, nel maschio, della diffusione all'epididimo e al cordone spermatico attraverso la vena testicolare ed il plesso pampiniforme [1, 7]. Analogamente, variazioni della pressione intra-toracica, intra-addominale o ancora l'ostruzione dei tronchi venosi principali possono essere alla base del drenaggio anomalo nel sistema venoso paravertebrale: si tratta di un circolo molto articolato, privo di valvole, connesso con il sistema cavale superiore ed inferiore, con il circolo azygos e, talora, con le vene renali [17]. Ne consegue la possibilità da parte di alcuni tumori, in particolare di quello prostatico ma occasionalmente anche di altre neoplasie pelviche o di altre sedi (carcinomi del rene e del surrene sinistro), di "saltare" la classica diffusione cavale, portale o polmonare e metastatizzare in altri distretti [7].

Insemenzamento neoplastico

È la modalità di colonizzazione tipica delle cavità celomatiche (peritoneo, pleura, pericardio) e rappresenta il meccanismo di metastatizzazione più significativo dei carcinomi ovarici [7]. Altre neoplasie mucino-secernenti (carcinomi gastrico, pancreatico, colecistico) mostrano queste caratteristiche; le sierose addominali e toraciche sono le sedi più sensibili a questo processo di diffusione [1]. Il rivestimento mesoteliale sembra infatti particolarmente vulnerabile alla penetrazione delle cellule tumorali che aderiscono e proliferano formando focolai piatti di infiltrazione o noduli che, a loro volta liberano per sfaldamento cellule neoplastiche nella cavità sierosa. Anche la permeazione dei linfatici subsierosi gioca un ruolo rilevante. Gli impianti tumorali, unitamente ad altri fattori concomitanti, determinano la formazione di ascite che a sua volta favorisce lo spostamento delle cellule ed il loro successivo impianto nel cavo di Douglas, sulle ovaie, sull'omento e sul peritoneo diaframmatico. Esiste una specifica circolazione del fluido ascitico in rapporto a fattori gravitari, a variazioni della pressione intra-addominale e alla motilità intestinale; le sedi preferenziali di metastasi coincidono con i siti preferenziali di arresto o di flusso rallentato del liquido ascitico [7].

Un aspetto particolare, di raro riscontro, è il cosiddetto *pseudomixoma peritonei*; con tale termine, oggi peraltro ritenuto obsoleto, si fa riferimento alla colonizzazione peritoneale, per rottura o per semplice impianto metastatico, da parte di una neoplasia epiteliale mucinosa a bassa potenzialità maligna (carcinoma mucinoso dell'ovaio, dell'appendice, della colecisti o del pancreas) [7]. Sono stati descritti anche casi secondari a tumori uterini, dell'uraco e del dotto onfalo-mesenterico [17]. Ne deriva una massiva infiltrazione endoperitoneale di aspetto gelatinoso e talora pluriconcamerato che coinvolge in toto la cavità addomino-pelvica [18].

Meno frequentemente la diffusione per insemenzamento si realizza a livello pleurico e, ancora più raramente, pericardico; la permeazione linfatica riveste in entrambi i casi un ruolo fondamentale [7]. Non esistono siti statisticamente preferenziali di impianto metastatico se si escludono quelli dipendenti dalla gravità. Analogamente, a livello encefalico è possibile una diffusione attraverso il liquido cefalorachidiano tramite l'invasione delle leptomeningi cerebrali e spinali o l'ependima che tappezza i ventricoli [1]. Ad esempio il medulloblastoma, dal focolaio primario cerebellare, può colonizzare gli spazi epidurali tramite questa via. Anche i tumori extra-distrettuali possono seguire questa modalità attraverso la colonizzazione leptomeningea tramite i seni venosi durali o attraverso la diffusione perineurale e perilinfatica tramite i forami intervertebrali [7].

Deve essere ricordata ancora la possibilità di diffusione, nell'ambito dei tumori genitali femminili, attraverso l'utero e le tube di Falloppio in rapporto alla presenza di scarsa quantità di muco e all'assenza di batteri che esercitano un'azione protettiva [1].

La colonizzazione per caduta nell'ambito dell'apparato urinario, probabilmente in rapporto al carattere sterile e privo di muco dell'urina, rappresenta un dato ben conosciuto. La crescita papillare a livello dell'uretere distale o della vescica da parte di lesioni della pelvi renale, pur escludendo l'alta percentuale di lesioni sincrone pluricentriche, non è un'evenienza particolarmente rara [1, 7].

Decisamente infrequente è infine la colonizzazione a livello delle cavità articolari in quanto la cartilagine contiene un fattore protettivo, una molecola proteica a basso peso molecolare, che inibisce le proteasi bloccando contemporaneamente la neovascolarizzazione neoplastica [1].

Diffusione perineurale

Con tale termine si fa riferimento alla capacità, tipica di alcuni oncotipi, di propagarsi a distanza, lungo vie preformate costituite dai fasci nervosi, senza interessare i linfonodi o le altre strutture loco-regionali [1]. È un fenomeno di grande rilevanza clinica in quanto influenza in modo significativo la prognosi e la condotta terapeutica, escludendo la radicalità chirurgica [19]. Da un punto di vista patogenetico si tratta di una crescita tumorale diretta, generalmente ad andamento centripeto, verso cioè l'origine del nervo, attraverso gli spazi endo e perineurali; ne consegue un aumento volumetrico concentrico del tronco nervoso interessato con usura secondaria o allargamento dei forami e dei canali ossei di contenimento [7]. La notevole resistenza delle fibre assonali all'infiltrazione neoplastica comporta una sintomatologia subdola, ad insorgenza tardiva e spesso atipica o aspecifica; ne deriva che talora, pur in presenza di infiltrazione neoplastica, il reperto clinico può essere totalmente negativo per molto tempo.

I tumori del distretto otorinolaringoiatrico (in particolare il carcinoma adenoido-cistico delle ghiandole salivari), il cilindroma, il carcinoma squamo-cellulare oro-rinofaringeo e dei seni paranasali, il linfoma, gli epiteliomi cutanei recidivanti e la variante neurotropa del melanoma sono gli istotipi che con frequenza più significativa mostrano modalità di diffusione metastatica perineurale [7, 20]. I nervi cranici, soprattutto il VII ed il V, sono le strutture maggiormente interessate; inoltre le cospicue anastomosi fra le fibre di questi due nervi spiegano la frequente diffusione neoplastica da uno all'altro [21].

Trombosi neoplastica

La massiva diffusione endovasale è tipica di alcune neoplasie (carcinomi renale e surrenalico, epatocarcinoma, leiomiosarcoma uterino) con tendenza a diffondere, mediante emboli neoplastici, per via venosa con occlusione e trombosi secondaria del distretto interessato [7]. Da un punto di vista patogenetico fattori aggreganti secreti dalle cellule tumorali sono verosimilmente alla base del fenomeno [5]. A livello renale la trombosi neoplastica può facilmente estendersi, dalla vena renale omolaterale, alla cava inferiore fino all'atrio destro, mentre in caso di primitività epatica il sistema portale, le vene sovra-epatiche e la vena cava inferiore rappresentano il bersaglio della colonizzazione tumorale [7]. Si tratta di reperti semeiologicamente molto utili, proprio in rapporto alla peculiarità della diffusione, nella diagnosi differenziale tra tumore primitivo e metastasi.

Diffusione lepidica

Rappresenta una modalità poco comune di metastatizzazione polmonare del tutto simile patogenicamente alla diffusione del carcinoma bronchiolo-alveolare; consiste nella colonizzazione tumorale di tipo permeativo attraverso pareti alveolari intatte in modo analogo ai processi infiammatori essudativi [7]. Ne consegue l'infiltrazione delle pareti alveolari e la consolidazione parenchimale a distribuzione non segmentaria [13]. Tuttavia il quadro è raramente così sviluppato da mostrare un aspetto macroscopicamente evidente, con netta discrepanza tra reperto autoptico e dimostrazione radiologica. Gli adenocarcinomi (specie pancreatici, intestinali e colici) sono gli oncotipi primitivi più frequentemente associati a tale tipo di diffusione [2, 20].

Capitolo III
Caratteristiche strutturali delle metastasi

La struttura delle metastasi varia notevolmente in rapporto alle caratteristiche istologiche e bioevolutive del tumore primitivo, all'organizzazione cito-architettonica dello specifico focolaio in rapporto al tessuto circostante, al grado di vascolarizzazione e alle dimensioni delle lesioni nonché, ovviamente, alla sede e quindi al substrato anatomico coinvolto.

L'*istologia* rappresenta uno dei parametri fondamentali nel determinismo dell'aspetto delle lesioni: ad esempio la differenziazione in senso secretorio (componente extracellulare in percentuale significativa) o la presenza di elementi cellulari specifici (adipociti, osteoblasti) giustificano quadri densitometrici peculiari [23] (Fig. 1). Tuttavia, è soprattutto negli istotipi misti o comunque complessi che risulta fondamentale la conoscenza dello stretto rapporto di causalità tra quadro anatomo-istologico e corrispondente aspetto TC (Fig. 2). Inoltre il grado di anaplasia cellulare è direttamente correlato alla velocità di crescita e spesso all'entità ed al tipo di risposta terapeutica. I fenomeni involutivi tumora-

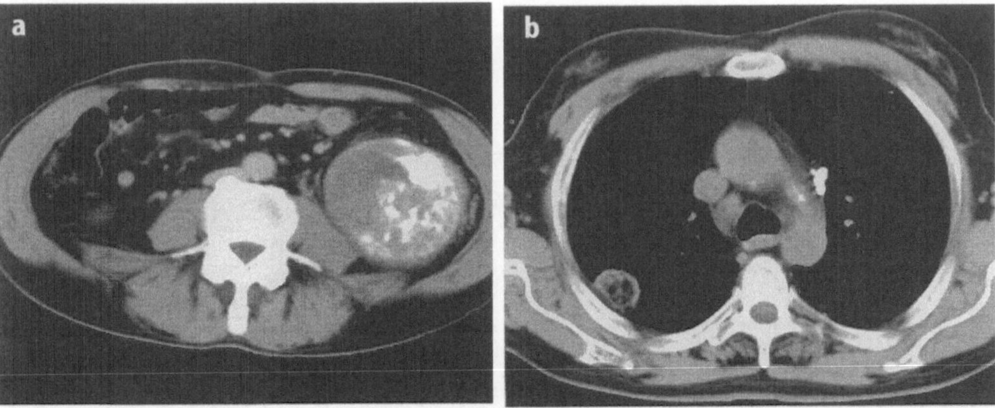

Fig. 1 a,b. a Diffuso interessamento metastatico di tipo calcifico plurifocale del polo inferiore del rene sinistro da *adenocarcinoma mucoide del sigma*. **b** Metastasi subpleurica, da *liposarcoma mixoide retroperitoneale*, caratterizzata da valori densitometrici intralesionali negativi, espressione della struttura adiposa della lesione

li (degenerazione cistica, mucoide, calcificazione distrofica, emorragia, etc.) sono parimenti correlati, nell'espressività tumorale, in primo luogo alle caratteristiche istopatologiche [23] (Fig. 3).

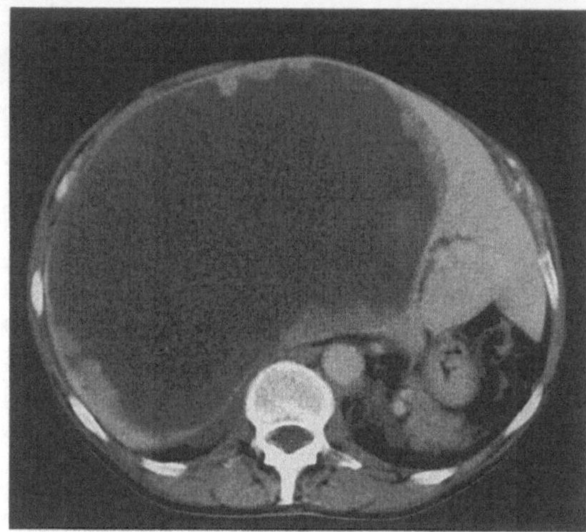

Fig. 2. Voluminosa metastasi epatica di tipo cistico, da *adenocarcinoma sieroso cistico ovarico bilaterale*, nel cui contesto sono apprezzabili evidenti componenti papillari e nodulari

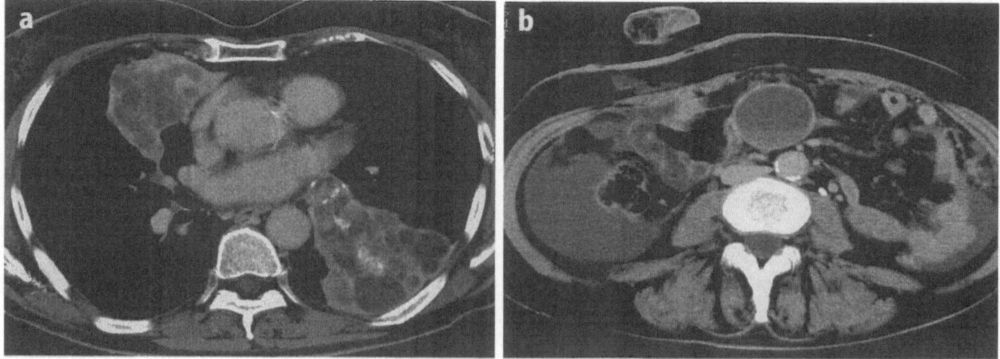

Fig. 3 a,b. a Grossolane lesioni polmonari, da *carcinoma mucoide gastrico* in trattamento chemioterapico, caratterizzate da fenomeni tumorali involutivi di tipo mucoide, necrotico e calcifico distrofico. In **b** metastasi emorragica mesenterica, da *leiomiosarcoma gastrico*, a pareti uniformemente ispessite e presenza di "livello" da sedimentazione dei detriti

La *cito-architettonica* tumorale è da considerarsi un parametro altrettanto importante; essa influenza infatti non solo l'aspetto strutturale propriamente detto (istotipi altamente cellularizzati mostrano talora lieve iperdensità allo studio TC basale) (Fig. 4), ma anche le modalità di accrescimento della lesione (espansivo o infiltrante) nel substrato anatomico interessato [24] (Fig. 5). Questo inoltre può essere sede di fenomeni reattivi (edema, reazione desmoplastica, etc.) che presentano un proprio corrispondente tomodensitometrico [23, 25] (Fig. 6).

Il grado e le caratteristiche di *vascolarizzazione* (intrinseche sia dello specifico istotipo sia dell'organo o del tessuto sede di metastasi) sono forse gli elementi che influenzano in misura maggiore l'aspetto TC delle lesioni, in rapporto al ruolo centrale del contrasto iodato nell'esaltare le differenze di densità tra tessuto normale e patologico. In particolare, l'esistenza di una doppia circolazione in determinati distretti (ad esempio il fegato) comporta non solo una diversa sensibilità in termini di identificazione delle lesioni, ma anche aspetti semeiologici differenti dipendenti dalla specifica fase (arteriosa, parenchimografica, portale) in cui viene acquisita l'immagine (Fig. 7). Altrettanto variabili ed essenziali, dal punto di vista semeiologico, sono le modalità di "enhancement" (globale o segmentario, centrale o periferico, omogeneo o disomogeneo, etc.) delle singole lesioni in rapporto alle peculiarità della vascolarizzazione neoplastica (Fig. 8). Generalmente, tranne alcuni specifici istotipi, le metastasi sono ipovascolarizzate e pertanto mostreranno aspetto tendenzialmente ipodenso rispetto al parenchima circostante [23].

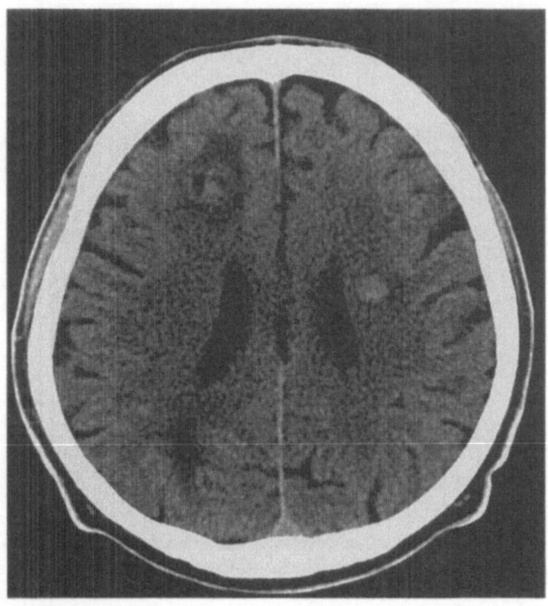

Fig. 4. Metastasi cerebrale tenuemente iperdensa allo studio TC basale da *carcinoma polmonare a piccole cellule*

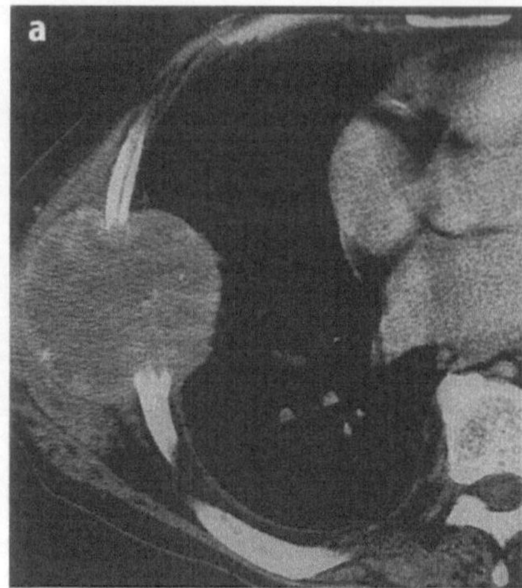
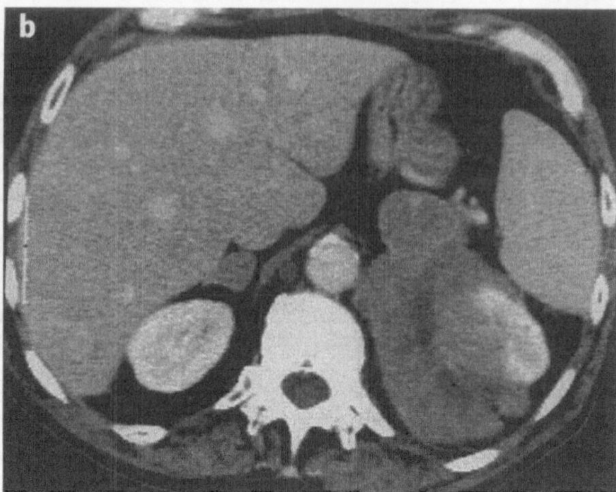
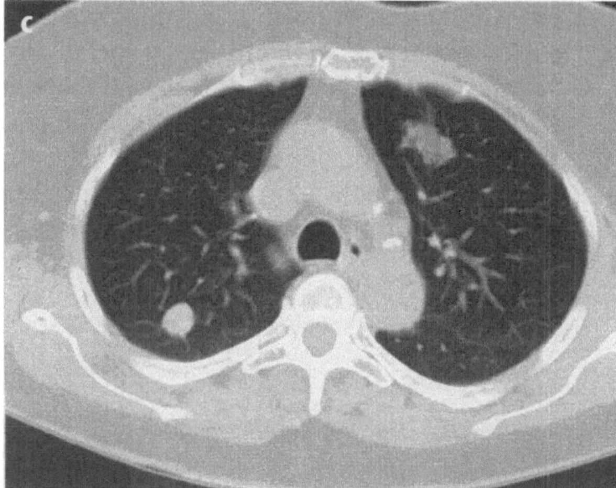

Fig. 5 a-c. Modalità di accrescimento delle lesioni nei differenti substrati anatomici. In **a** metastasi di tipo espansivo, da *carcinoma renale a cellule chiare*, con erosione della struttura ossea costale e sostituzione con tessuto "molle" a componente necrotica; in **b** lesione di tipo infiltrante, da *carcinoma epidermoide polmonare*, che coinvolge il surrene sinistro con diffusione al polo renale superiore ed allo spazio perirenale; in **c**, infine, metastasi polmonari con differente modalità di accrescimento in rapporto all'istotipo primitivo: espansiva, da *epatocarcinoma*, con margini regolari a destra e infiltrante, da *carcinoma mammario*, con margini irregolari a sinistra (conferma autoptica)

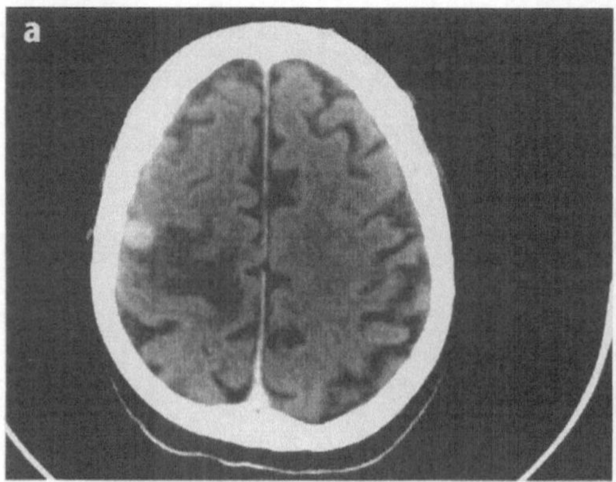
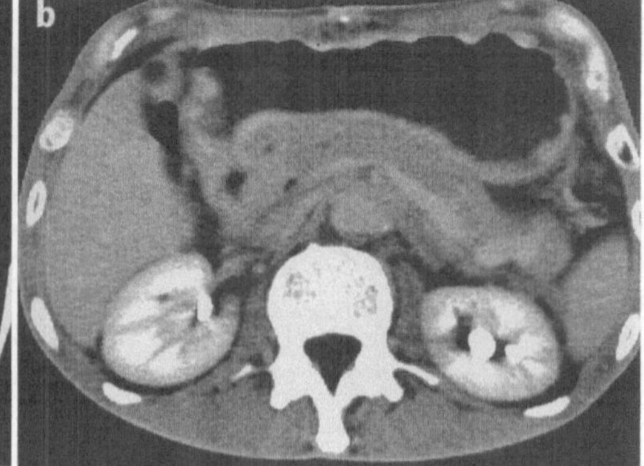

Fig. 6 a,b. a Metastasi cerebrale, da *adenocarcinoma polmonare*, circondata da evidente edema perilesionale. **b** Diffusa infiltrazione di tipo linfangitico del parenchima pancreatico, da *adenocarcinoma del sigma*, con importante reazione desmoplastica secondaria

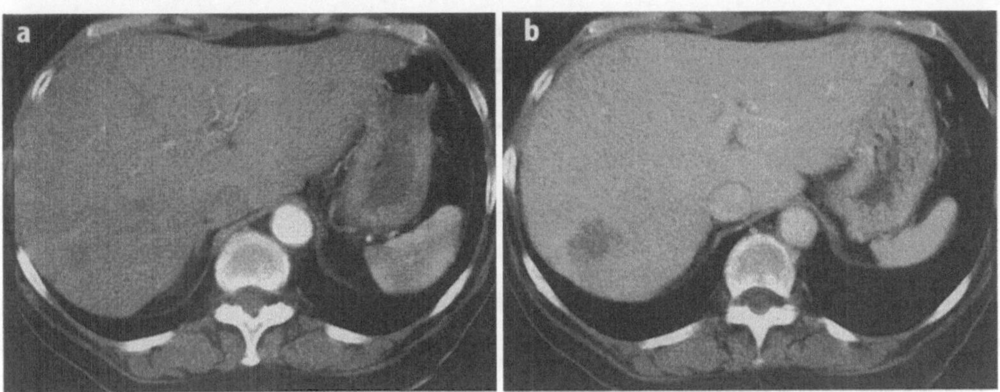

Fig. 7 a,b. Metastasi epatica da *carcinoma del colon*: fase arteriosa **a** e portale **b**

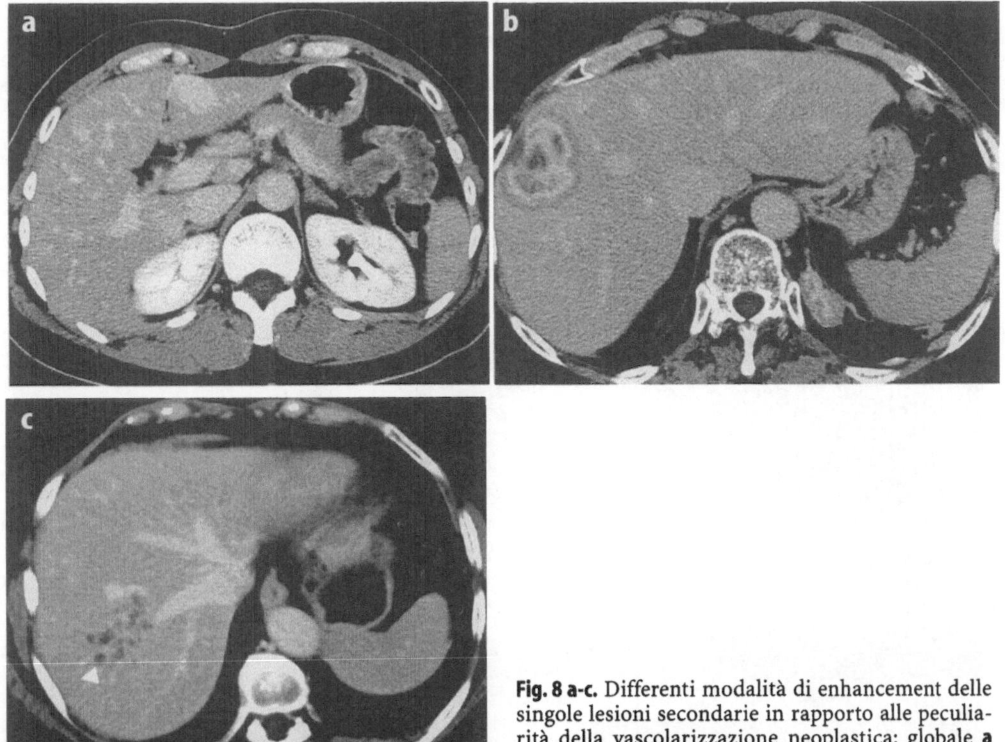

Fig. 8 a-c. Differenti modalità di enhancement delle singole lesioni secondarie in rapporto alle peculiarità della vascolarizzazione neoplastica: globale **a** da *carcinoma mammario*; disomogeneo **b** da *carcinoma mammario*; periferico ad "anello" (*punta di freccia*) **c** da *carcinoma polmonare*

Le *dimensioni* rappresentano un fattore critico in rapporto alle necessità metaboliche tumorali; superato un certo volume, soprattutto negli istotipi caratterizzati da elevato indice mitotico e quindi da maggiori necessità bioenergetiche, è tipica l'evoluzione necrotica, specie centrolesionale, ove cioè è minore l'apporto ematico [23, 24] (Fig. 9).

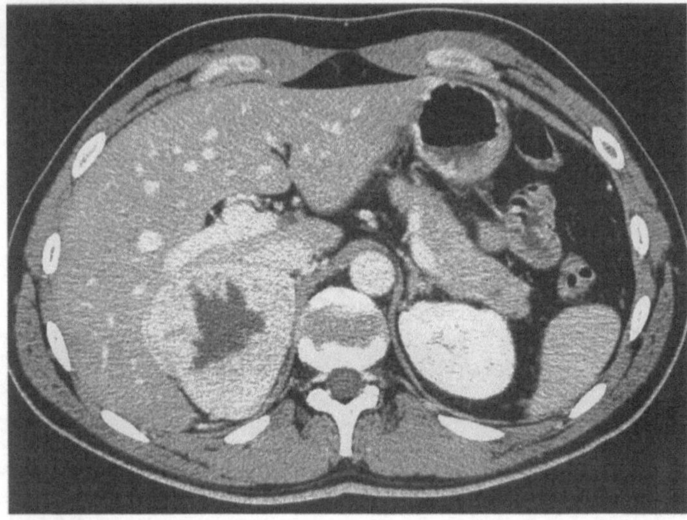

Fig. 9. Metastasi surrenalica destra ipervascolarizzata, da *carcinoide anaplastico a piccole cellule del polmone*, con evidente evoluzione necrotica centrolesionale

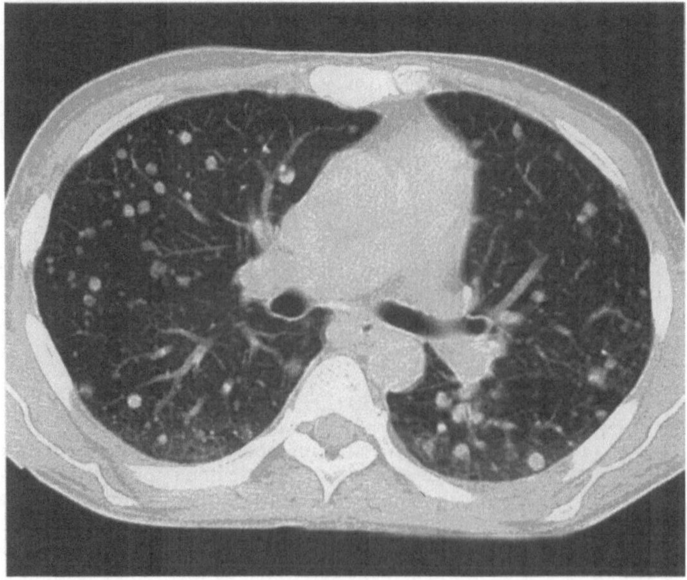

Fig. 10. Diffusa metastatizzazione ematogena polmonare bilaterale di tipo nodulare da *carcinoma renale a cellule chiare*

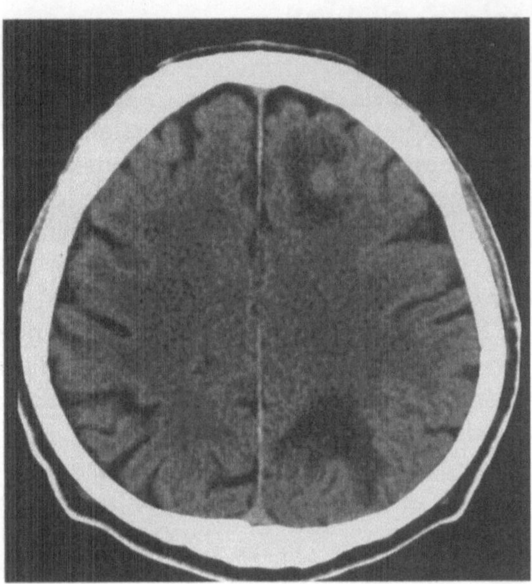

Fig. 11. Metastasi cerebrale iperdensa con edema perilesionale da *carcinoma polmonare a piccole cellule*

Infine il *substrato anatomico* sede delle lesioni rappresenta una ulteriore, fondamentale variabile che influenza l'aspetto e soprattutto le possibilità di identificazione dei focolai neoplastici. Ad esempio la struttura aerea polmonare è un eccellente "fondo anatomico" in cui anche micrometastasi vengono facilmente documentate (Fig. 10). Analogamente, l'alterazione o l'assenza della barriera emato-encefalica con conseguente accumulo del mezzo di contrasto nello spazio extravascolare è alla base dello spiccato "enhancement" delle localizzazioni cerebrali, caratterizzate da un quadro pressoché costantemente iperdenso [25] (Fig. 11). Viceversa, la particolare organizzazione anatomo funzionale della milza o del rene, se da un lato offre informazioni importanti in caso di scomparsa delle caratteristiche peculiari di "enhancement", impone dall'altro una metodologia obbligata nei tempi di acquisizione dell'immagine.

L'attuale tecnologia TC di tipo elicoidale, consentendo una più rapida acquisizione volumetrica permette la scelta del momento più idoneo per l'analisi strutturale dei singoli organi. Poiché il processo di metastatizzazione, come già sottolineato, è un fenomeno che segue regole estremamente complesse, in parte dipendenti dall'ospite ma principalmente correlate alle caratteristiche intrinseche della neoplasia stessa, la conoscenza dei quadri specifici di colonizzazione neoplastica, siano essi comuni o rari in rapporto alla struttura (metastasi calcifiche, pseudocistiche, escavate, cistiche, ipervascolarizzate e/o emorragiche, a componente adiposa, infette), rappresenta il requisito indispensabile ai fini di un corretto approccio radiologico, in fase sia di stadiazione sia di follow-up.

Metastasi calcifiche

La patogenesi delle metastasi a componente calcifica è alquanto complessa e per molti aspetti non ancora completamente chiarita [5, 6]. La deposizione di sali di calcio in forma insolubile nel contesto di una lesione sostitutiva sembra avere una genesi multifattoriale, anche se le caratteristiche istologiche della neoplasia primitiva rappresentano probabilmente l'evento più significativo: ad istotipi diversi corrispondono infatti modalità differenziate del processo di calcificazione [26].

Si distinguono fondamentalmente due tipi di meccanismi patogenetici: il primo caratterizza quegli istotipi in cui il fenomeno di calcificazione è primitivo intralesionale, cioè intrinseco alla cellula neoplastica specifica [23]. È il caso della calcificazione cosiddetta ORTOPLASTICA, tipica delle metastasi da osteosarcoma, che rappresenta il risultato della formazione di vero e proprio tessuto osseo, anche se atipico, all'interno della matrice osteoide prodotta dalle cellule tumorali [26, 27] (Fig. 12).

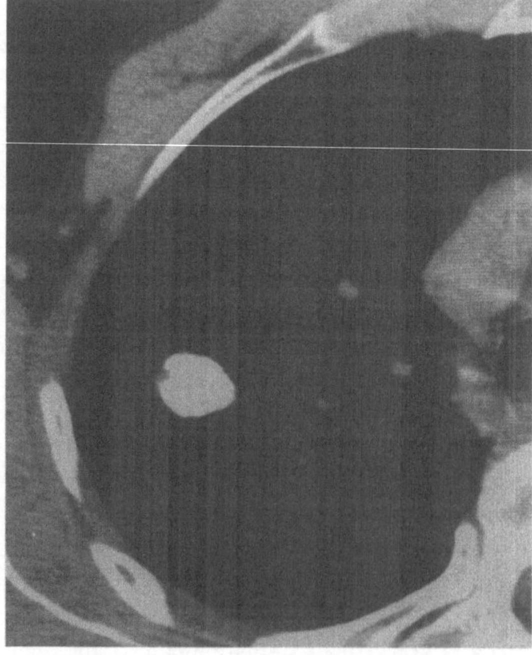

Fig. 12. Metastasi polmonare omogeneamente calcifica "di tipo ortoplastico" da *osteosarcoma del femore*

Tale fenomeno chiarisce l'aspetto sostanzialmente omogeneo e compatto di queste lesioni in cui la componente minerale rappresenta generalmente pressochè la totalità del tessuto neoplastico [26, 28]. Patogeneticamente simile è la calcificazione METAPLASTICA, da condrosarcoma, in cui la struttura amorfa della metastasi è dovuta alla trasformazione del tessuto cartilagineo tumorale in tessuto osseo attraverso un processo simile alla formazione di osso encondrale [23] (Fig. 13).

Il secondo meccanismo, certamente più comune ed evocabile nella genesi della maggior parte delle lesioni di origine epiteliale, è la calcificazione DISTROFICA [6, 29]. Si tratta sostanzialmente di una reazione stromale in cui fenomeni di necrosi e/o di emorragia focale, alterando il microambiente biochimico ed in particolar modo il pH, instaurano le condizioni adatte alla precipitazione di sali di calcio [29]. L'ischemia è considerata il principale fattore scatenante di tale fenomeno; la sede più spesso centrale della componente amorfa, laddove cioè le condizioni di ipossia e quindi i fenomeni regressivi sono più significativi, sembra avvalorare tale ipotesi [30].

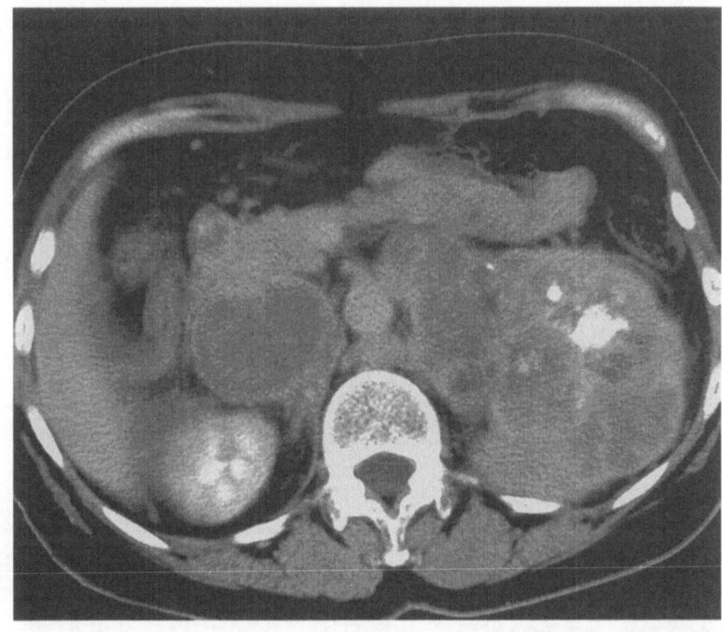

Fig. 13. Metastasi renale sinistra con calcificazioni "di tipo metaplastico" da *condrosarcoma orbitario*; coesiste trombosi neoplastica della vena cava inferiore

Una particolare varietà di questo tipo di calcificazione è la cosiddetta calcificazione *psammomatosa* tipica delle neoplasie epiteliali di tipo papillare (cistoadenocarcinoma ovarico, adenocarcinoma tiroideo, carcinoma bronchiolo-alveolare, mesotelioma etc.) (Fig. 14). Tali tumori sono contraddistinti istologicamente dalla presenza dei corpi psammomatosi, microformazioni cristalline aghiformi a disposizione concentrica con caratteristiche ultrastrutturali e di rifrazione-X identiche all'idrossiapatite dell'osso [30]. Si ipotizza che la proliferazione papillare di questi tumori rappresenti il substrato anatomico facilitante l'insorgenza di fatti ischemici attraverso la torsione del peduncolo. Seguirebbero fenomeni di autofagia delle cellule superficiali e successivamente la necrosi ischemica dell'intera struttura papillare con conseguente liberazione di vescicole lipidiche che fungerebbero da supporto organico alla precipitazione dei sali di calcio [30]. Inoltre i microfilamenti citoplasmatici, abbondanti nelle cellule della maggior parte dei tumori papillari, rappresenterebbero un ulteriore fattore facilitante, costituendo lo scheletro del corpo psammomatoso. La confluenza di tali strutture, incorporate dalla concomitante reazione stromale, comporta la formazione di una componente calcifica macroscopicamente identificabile sia nel tumore primitivo sia nelle metastasi [30]. Un'altra variante di calcificazione, quella MUCOIDE, contraddistingue invece le neoplasie epiteliali mucino-secernenti (carcinomi gastrointestinali, pancreatici, ovarici, carcinoma colloide mammario etc.) (Fig. 15). I prodotti di degradazione delle glicoproteine e dei mucopolisaccaridi secre-

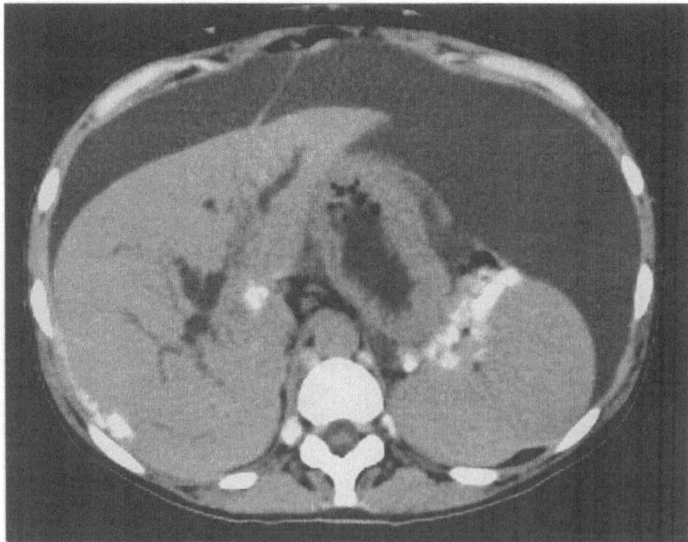

Fig. 14. Metastasi peritoneali calcifiche "di tipo psammomatoso" da *cistoadenocarcinoma papillifero ovarico*

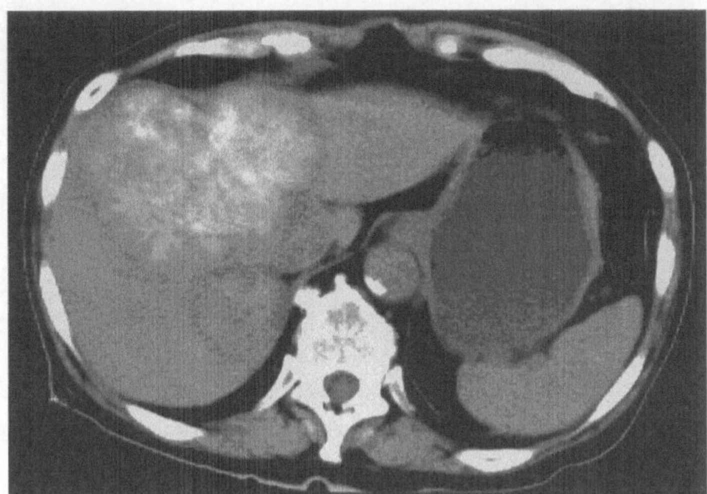

Fig. 15. Diffuso coinvolgimento metastatico del fegato, "di tipo mucoide" da *adenocarcinoma mucinoso colico*

ti dalle cellule neoplastiche di tali tumori, unitamente ai classici fattori necrotico-emorragici, sarebbero alla base del processo [6, 28].

Tutti questi fenomeni di calcificazione possono realizzarsi autonomamente; tuttavia, soprattutto nel caso della forma distrofica, sono spesso la conseguenza di un trattamento chemio-radioterapico che, esaltando i processi regressivi descritti, facilita ulteriormente l'evoluzione in senso amorfo [26]. Si tratta di un meccanismo particolarmente evidente in caso di metastasi a partenza ovarica in cui l'ottima responsività delle lesioni al trattamento specifico, unitamente alle caratteristiche ultrastrutturali del tessuto neoplastico intrinsecamente predisposto alla calcificazione, può condizionare una mineralizzazione massiva delle metastasi (Fig. 16). Tale variazione strutturale assume notevole rilevanza clinica, codificando generalmente la quiescenza biologica della lesione.

I dati della letteratura relativi all'incidenza delle metastasi calcifiche variano notevolmente (2-27%) in rapporto soprattutto all'istologia del tumore primitivo e all'organo interessato; gli adenocarcinomi intestinali, gastrici ed ovarici rappresentano comunque gli istotipi maggiormente interessati al fenomeno, presentando fegato, linfonodi, peritoneo e polmone come sedi più frequenti di localizzazione [26]. La morfologia della componente calcifica è estremamente variabile (stellata, a semi di papavero, massiva, anulare, granulare, etc.) ed è generalmente associata, specie nella fase "attiva" delle lesioni, ad una più o meno importante componente pericalcifica periferica [26].

La diagnostica differenziale, estremamente complessa in assenza di dati anamnestici significativi e con problematiche differenti a seconda della singola sede, si pone soprattutto con lesioni parassitarie e granulomatose.

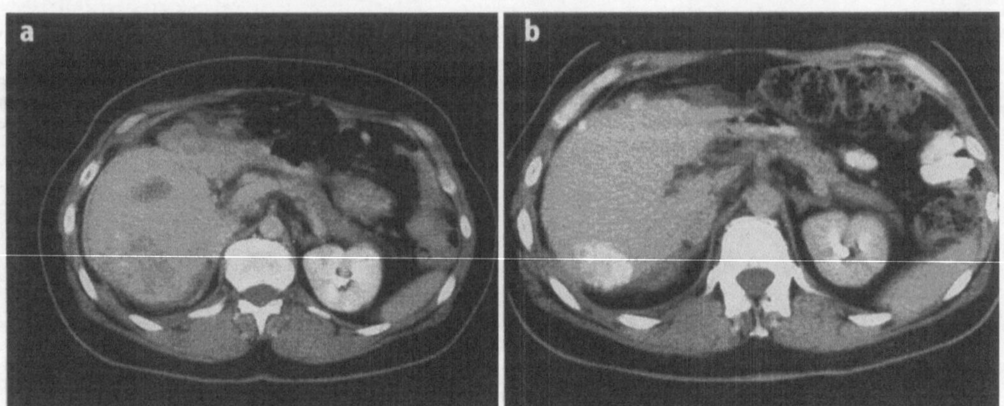

Fig. 16 a,b. Progressiva mineralizzazione di metastasi epatiche, da *carcinoma ovarico*, dopo trattamento chemioterapico

Metastasi pseudocistiche

L'aspetto pseudocistico, dovuto ad una massiva degenerazione necrotico-colliquativa, è tipico di quegli istotipi (carcinoma colico, mammario, sarcomi, etc.) caratterizzati da una tumultuosa proliferazione cellulare a cui non corrisponde un'analoga angiogenesi e quindi un apporto ematico sufficiente, o espressivo di un'evoluzione strutturale secondaria ad un efficace trattamento chemio-radioterapico [31] (Fig. 17). Ne consegue una liquefazione necrotica che non è limitata solo alla porzione centrale, come nella maggior parte delle lesioni di dimensioni critiche, ma coinvolge la metastasi in toto [23] (Fig. 18).

Semeiologicamente le lesioni presentano caratteristiche densitometriche liquido-paraliquide, tendenzialmente omogenee, talora con pareti ondulate o lievemente ed uniformemente ispessite, dotate di debole "contrast enhancement"; non infrequente è la presenza di sottili sepimentazioni o detriti endolesionali [23].

Quantunque tale aspetto sia riscontrabile in qualsiasi organo, fegato, cervello, peritoneo, ovaio e linfonodi sono le sedi statisticamente maggiormente interessate al fenomeno.

Metastasi escavate

L'escavazione rappresenta una complicanza tipica delle localizzazioni metastatiche polmonari, anche se sono stati descritti casi a livello intestinale [32, 33]. Non è ancora stato chiarito nei dettagli l'esatto meccanismo con il quale tale fenomeno si realizza; si tratta verosimilmente di un meccanismo a valvola in cui,

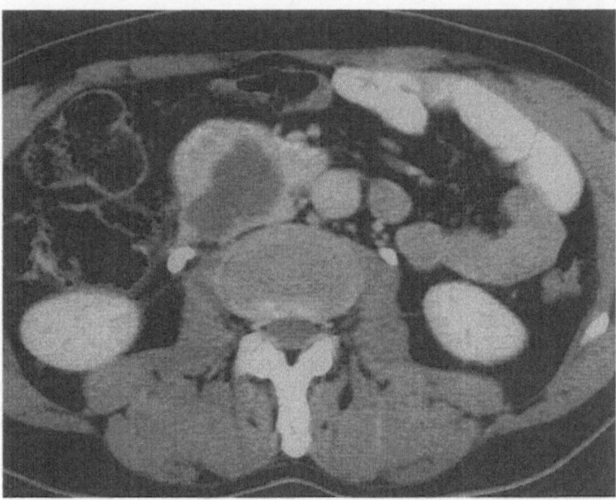

Fig. 17. Metastasi linfonodali retroperitoneali "di tipo pseudocistico", da *carcinoma embrionario del testicolo*, dopo trattamento chemioterapico

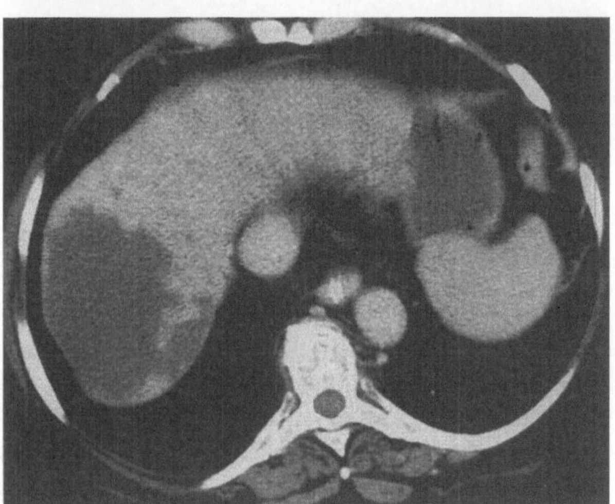

Fig. 18. Metastasi epatica "di tipo pseudocistico", da *carcinoma del colon*, caratterizzata da una massiva degenerazione necrotico-colliquativa

per l'infiltrazione neoplastica delle strutture in comunicazione con gli spazi bronchiali, si realizza lo svuotamento di una lesione ampiamente necrotica (la cavitazione di una lesione subpleurica può comportare l'insorgenza di un pneumotorace) [34, 35].

L'incidenza di tali lesioni è di circa il 4% e nel 70% circa dei casi il carcinoma a cellule squamose rappresenta l'istotipo primitivo [32]. I tumori della testa e del collo e, nella femmina, dell'apparato genitale, sono le sedi primitive più frequenti [36]. Carcinomi del colon e soprattutto sarcomi possono, anche se più raramente, mostrare tale aspetto. La cavitazione infine può anche rappresentare l'effetto di un trattamento chemioterapico [37]. Le pareti delle lesioni escavate mostrano aspetto variabile: spesse ed irregolari o, specie se secondarie a lesioni

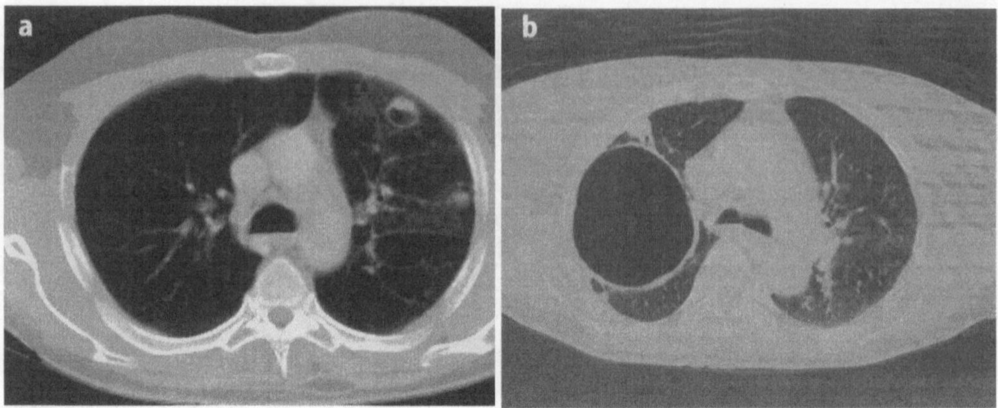

Fig. 19 a,b. Metastasi polmonari "di tipo escavato" da *carcinoma epidermoide del seno mascellare* **a** e da *sarcoma uterino* **b**

sarcomatose, molto sottili (Fig. 19) e del tutto similari alle lesioni riscontrabili nella coccidiomicosi [38]. Le forme solitarie entrano in diagnosi differenziale con il tumore primitivo e con le forme infettive classicamente caratterizzate da un quadro di tipo escavato (tubercolosi, micosi, etc.) [39].

Metastasi cistiche

L'aspetto cistico di una metastasi è tipico di quegli istotipi primitivi (cistoadenocarcinoma ovarico, adenocarcinoma mucinoso macrocistico pancreatico, etc.) in cui la specifica differenziazione cellulare neoplastica comporta, ab initio, una struttura prevalentemente cistica indipendentemente da fenomeni di necrosi sovrapposta [23, 40]. La natura serosa o mucinosa del contenuto comporterà il riconoscimento di valori densitometrici intralesionali francamente liquidi (–5 +15 UH) o paraliquidi (+20 +25 UH). Le pareti, focalmente o diffusamente ispessite, la presenza di sepimentazioni, talora con aspetti papillari fino alla dimostrazione di vere e proprie nodulazioni solide, il carattere ipervascolarizzato di tali componenti, la crescita infiltrante nonché, soprattutto, l'anamnesi oncologica specifica, sono i parametri semeiologici atti ad una caratterizzazione di natura [23] (Fig. 20). In assenza di dati clinico-anamnestici significativi può essere talora impossibile, specie in certe sedi (fegato, rene, ovaio), una diagnosi differenziale con lesioni cistiche complesse di differente tipizzazione anatomopatologica (localizzazioni idatidee, tumori primitivi cistici benigni e maligni).

Metastasi emorragiche

Generalmente le metastasi tendono a mantenere le stesse caratteristiche di vascolarizzazione del corrispondente tumore primitivo [6]. Ne consegue che le lesioni

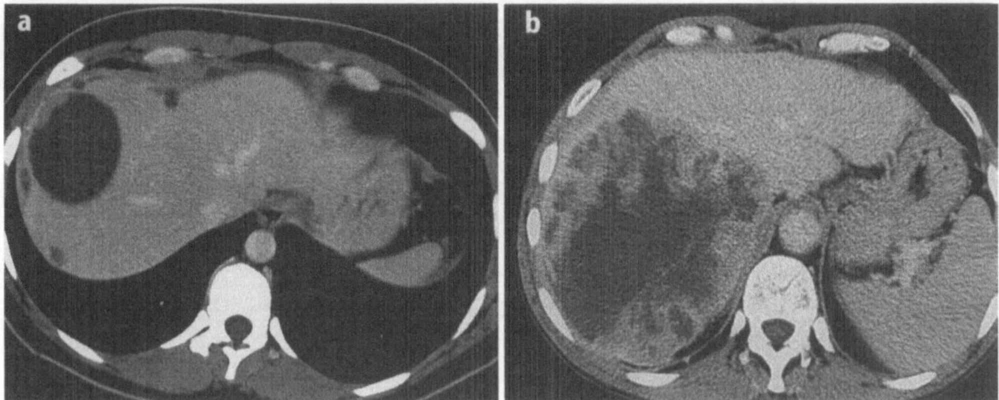

Fig. 20 a,b. In **a** metastasi epatica "di tipo cistico", da *adenocarcinoma mucoide della colecisti*, nel cui contesto sono apprezzabili focali aspetti papillari; in **b** metastasi epatica "di tipo cistico", da *adenocarcinoma mucinoso macrocistico pancreatico*, contraddistinta da pareti diffusamente ispessite e da sepimentazioni endolesionali

secondarie di neoplasie ipervascolarizzate (ipernefroma, carcinoma midollare tiroideo, feocromocitoma ed apudomi maligni, carcinoide, melanoma, leiomiosarcoma, angiosarcoma, tumore a cellule della granulosa, chorioncarcinoma, etc.) presentano, proprio in considerazione delle caratteristiche istologiche di tali oncotipi, una significativa tendenza al sanguinamento [23, 41]. L'emorragia intralesionale rappresenta pertanto un evento statisticamente significativo di tali lesioni, anche se sono stati riportati in letteratura casi di metastasi emorragiche a partenza da tumori solitamente ipovascolarizzati (carcinoma colico, carcinoma mammario) talora in concomitanza di una terapia anticoagulante. Il quadro clinico può essere molto severo: tipico esempio è il sanguinamento di metastasi epatiche con quadro di addome acuto, emoperitoneo e shock. L'aspetto semeiologico di tali lesioni, pur con peculiarità diverse a seconda dell'organo interessato (fegato, rene, surrene, encefalo ed intestino sono le sedi più frequenti), varia fondamentalmente in rapporto allo stadio ed all'età del sanguinamento [42, 43]. In fase acuta si documenterà, nelle scansioni basali, una disomogenea iperdensità strutturale intralesionale con possibilità, in caso di metastasi superficiali, di interessamento extracapsulare e conseguente formazione di vere e proprie raccolte emorragiche perivisceritali [43] (Fig. 21). L'evoluzione strutturale delle lesioni segue quella tipica del sangue con liquefazione del coagulo ed aspetto progressivamente ipodenso fino a valori densitometrici francamente liquidi [43, 44]. In tale stadio può essere talora difficoltosa la diagnosi differenziale tra una lesione cistica ed una metastasi emorragica di vecchia data [45]. Se infatti nella maggior parte dei casi la presenza di pareti uniformemente o focalmente ispessite, di sepimentazioni endolesionali, di detriti o di veri e propri livelli, di valori densitometrici leggermente "sopraliquidi" oltreché, naturalmente, di dati anamnestici specifici, conducono ad una diagnosi corretta (Fig. 22), talvolta solo l'attenta valutazione densitometrica dei coefficienti numerici intralesionali prima e dopo somministrazione di mezzo di contrasto (tenue "contrast enhancement") può consentire la caratterizzazione di una metastasi emorragica in fase cronica [23].

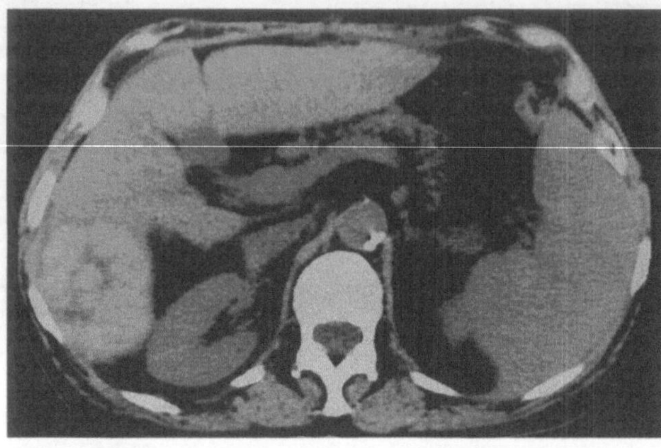

Fig. 21. Grossolana lesione secondaria epatica, da *melanoma*, che presenta nella scansione basale il classico aspetto disomogeneamente iperdenso da emorragia in fase acuta

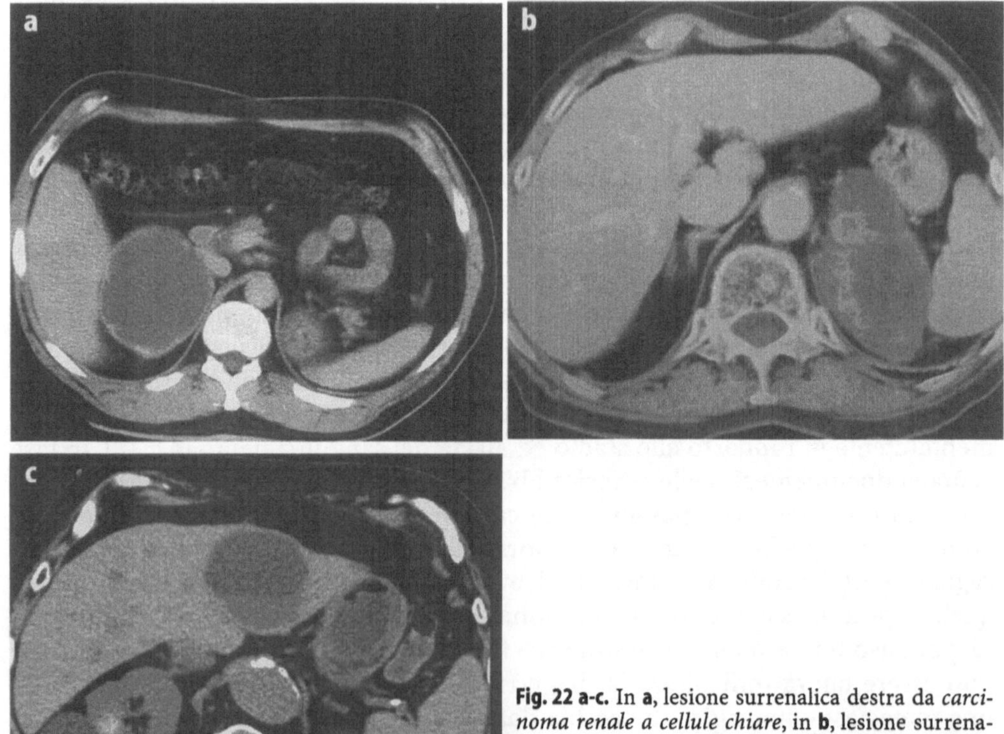

Fig. 22 a-c. In **a**, lesione surrenalica destra da *carcinoma renale a cellule chiare*, in **b**, lesione surrenalica sinistra da *carcinoma colico* e, in **c**, lesione epatica da *leiomiosarcoma ileale*: sono apprezzabili i principali rilievi semeiologici di una metastasi emorragica in fase cronica (aspetto ipodenso fino a valori densitometrici francamente liquidi; pareti diffusamente ispessite con sepimentazioni endolesionali; presenza di veri e propri livelli)

Metastasi a componente adiposa

Le metastasi da tumori con struttura adiposa (liposarcoma, sarcomi a istotipo misto con componente lipidica, teratoma immaturo) possono riproporre, anche se raramente, valori densitometrici intralesionali negativi (–25 –150 UH), consentendo pertanto un'analisi specifica di tale componente e quindi la tipizzazione di natura [23]. Tuttavia tale aspetto rappresenta una frazione statisticamente poco significativa delle metastasi di tali istotipi; infatti, per ciò che riguarda il liposarcoma, valori di attenuazione negativi si riscontrano soprattutto nelle forme differenziate (a più rara metastatizzazione) mentre nelle varianti mixoidi prevalgono valori liquidi, conseguenti ad un effetto sommatorio tra la componente lipidica e quella solido-mucinosa, o francamente tissutali, aspetto quest'ultimo tipico delle forme ad alto grado (pleomorfa, a cellule rotonde). Inoltre il trattamento chemioterapico, determinando una necrosi intralesionale, tende ad obliterare tali densità negative rendendo aspecifico il reperto. Molto rare infine le metastasi da teratoma immaturo, spesso caratterizzate anche da calcificazioni; in questo tipo di lesioni la TC può essere fondamentale in fase di follow-up, consentendo di identificare la "retroconversione" in elementi maturi, privi di potenzialità evolutiva: margini meglio definiti, aumento volumetrico e numerico delle calcificazioni, maggiore demarcazione della componente adiposa sono i parametri significativi ai fini diagnostici [46] (Fig. 23). Polmone, fegato e peritoneo sono le sedi più frequenti di tale tipo di metastasi.

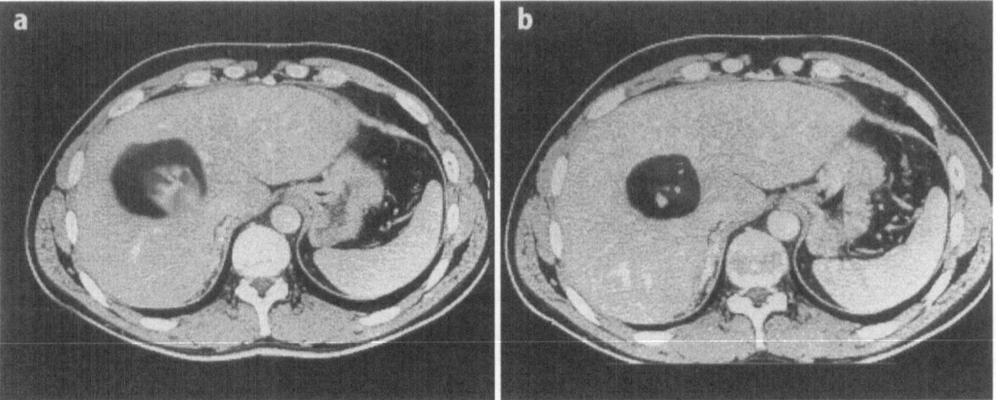

Fig. 23 a,b. Metastasi epatica con componente adiposa da *teratoma immaturo ovarico* **a**; dopo trattamento chemioterapico **b** significativa riduzione volumetrica della lesione e della componente solida intralesionale con marcato aumento numerico delle calcificazioni

Metastasi infette

Il sovrapporsi di complicanze infettive rappresenta un reperto non comune nella storia evolutiva della lesione metastatica [47]. Pazienti con importanti deficit immunitari (leucemie, tumori AIDS-correlati, etc.) o lesioni in massiva fase necrotica (esiti di chemio-embolizzazione) rappresentano le situazioni più frequenti in cui può manifestarsi una superinfezione [23]. Prescindendo dal quadro clinico tipico di una situazione infiammatoria, talora molto sfumato e limitato ad una modesta reazione febbrile [47], il quadro TC è caratterizzato da un aspetto similascessuale (liquefazione della lesione con cercine periferico, più o meno spesso, caratterizzato da "contrast enhancement" marcato; sepimentazioni ipervascolarizzate; etc.). In caso infine di colonizzazione da parte di germi anaerobi, la dimostrazione di bolle gassose risulta essenziale ai fini diagnostici [23] (Fig. 24).

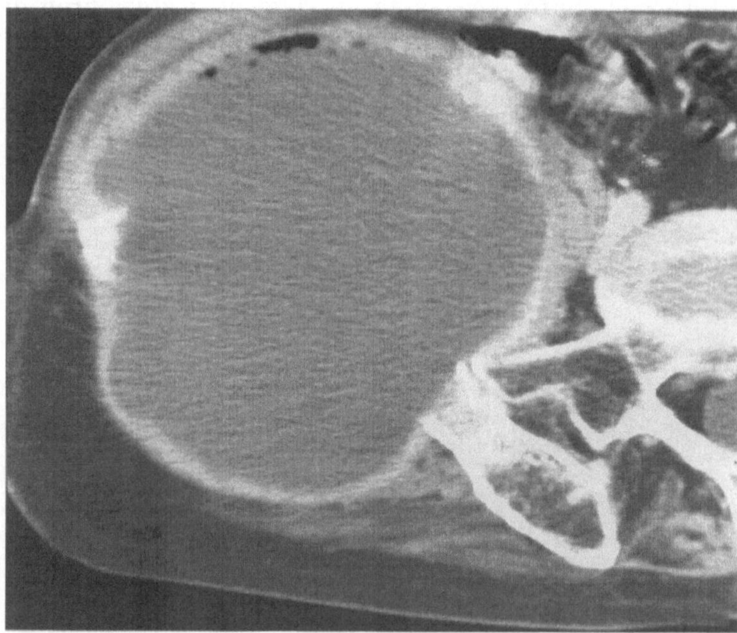

Fig. 24. Voluminosa metastasi iliaca ampiamente necrotica, da *carcinoma papillare della tiroide*, con cercine periferico caratterizzato da significativo "contrast enhancement" e con presenza di multiple bolle gassose intralesionali da superinfezione da parte di germi anaerobi

Capitolo IV
Sedi anatomiche di colonizzazione neoplastica

A. Sedi classiche

Encefalo

L'encefalo è una delle sedi più significative di localizzazioni metastatiche con percentuali variabili, a seconda delle differenti casistiche riportate in letteratura, dal 4 al 37% [20, 25, 48]. Le metastasi rappresentano le lesioni neoplastiche encefaliche di più frequente riscontro (circa il 20% di tutte le lesioni tumorali diagnosticate clinicamente a tale livello) e l'incidenza risulta particolarmente elevata tra la IV e la VII decade di vita senza significative preferenze di sesso [20, 25, 49].

La diffusione, generalmente ematogena, può talora conseguire ad una propagazione diretta da lesioni primitivamente durali o della volta cranica [7]. Sede di maggior interesse è il distretto sovratentoriale (80% dei casi) [50]; fanno eccezione le metastasi da carcinoma renale che mostrano viceversa un sorprendente tropismo sottotentoriale [7].

Le localizzazioni *intra-assiali* sono le più frequenti. Il carcinoma broncogeno, specie nelle varianti a piccole cellule e anaplastica, sembra essere la neoplasia che con maggior incidenza metastatizza a livello encefalico; seguono i carcinomi mammario, renale, gastrointestinali e il melanoma. Si tratta generalmente di lesioni multiple (60-85% dei casi), anche se il reperto di localizzazioni solitarie (particolarmente a primitività broncogena, mammaria e da melanoma) è un'evenienza statisticamente significativa [20]. Il limite tra sostanza grigia e sostanza bianca rappresenta, verosimilmente in rapporto allo spiccato restringersi del diametro delle arteriole, la tipica sede iniziale di impianto [1]. Importante è la ricerca dell'edema perilesionale non necessariamente correlato alle dimensioni delle lesioni, ma di natura vasogenica da alterata permeabilità vascolare; prevalentemente localizzato nella sostanza bianca, non supera il corpo calloso e coinvolge raramente la corteccia [24], parametri questi di estrema utilità nella diagnosi differenziale con le lesioni infiltranti primitive (le metastasi corticali infatti generalmente si associano a una minima componente edematosa in presumibile rapporto alla scarsa presenza di interstizio in tale sede) [48]. Le rare localizzazioni intraventricolari coinvolgono più spesso il ventricolo laterale [51].

All'esame TC diretto la maggior parte delle metastasi appare isodensa rispetto al parenchima contiguo [25]; viceversa, lesioni secondarie a tumori con elementi cellulari dotati di alto rapporto nucleo/citoplasmatico, come il carcino-

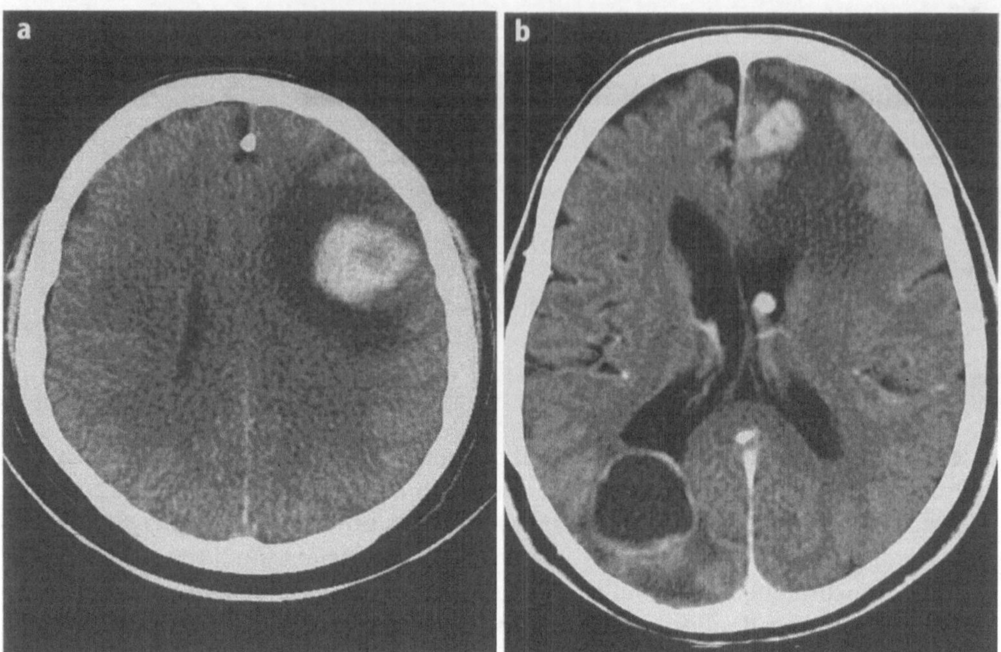

Fig. 25 a,b. Metastasi cerebrali di tipo emorragico, da *melanoma*, **a** e di tipo cistico, da *carcinoma delle paratiroidi*, **b**

ma polmonare a piccole cellule, o caratterizzati da capacità secernente, come i tumori mucinosi gastrointestinali, mostrano spesso aspetto iperdenso [50] (Fig. 4). A tal riguardo giova ricordare che recentemente è stato riportato in letteratura [52] un caso di metastasi da adenocarcinoma contraddistinta da spiccata iperdensità all'esame TC diretto; l'analisi anatomopatologica ha dimostrato la presenza di una necrosi coagulativa con alto contenuto proteico in assenza di componenti emorragiche o calcifiche. Complicanze emorragiche con i classici quadri iperdensi in fase acuta si riscontrano soprattutto in caso di primitività renale, mammaria, da chorioncarcinoma o da melanoma [44]. Lesioni cistiche o calcifiche si osservano infine nell'1-6,6% circa dei casi riportati in letteratura: i tumori polmonari, mammari, ovarici e gli osteosarcomi ne rappresentano le principali fonti [50, 49] (Fig. 25).

La maggior parte delle lesioni mostra uno spiccato "contrast enhancement" in rapporto alle alterazioni della barriera ematoencefalica; il "pattern" può essere di tipo nodulare solido, "ad anello" per la presenza di una componente necrotica centrale o disomogeneo a contorni irregolari [50] (Fig. 26). La somministrazione di una doppia dose di mezzo di contrasto e il controllo in fase tardiva aumentano significativamente la sensibilità della metodica.

Lesioni ascessuali, gliomi o meningiomi multifocali, localizzazioni linfomatose, tubercolari o parassitarie rappresentano le principali ipotesi diagnostiche

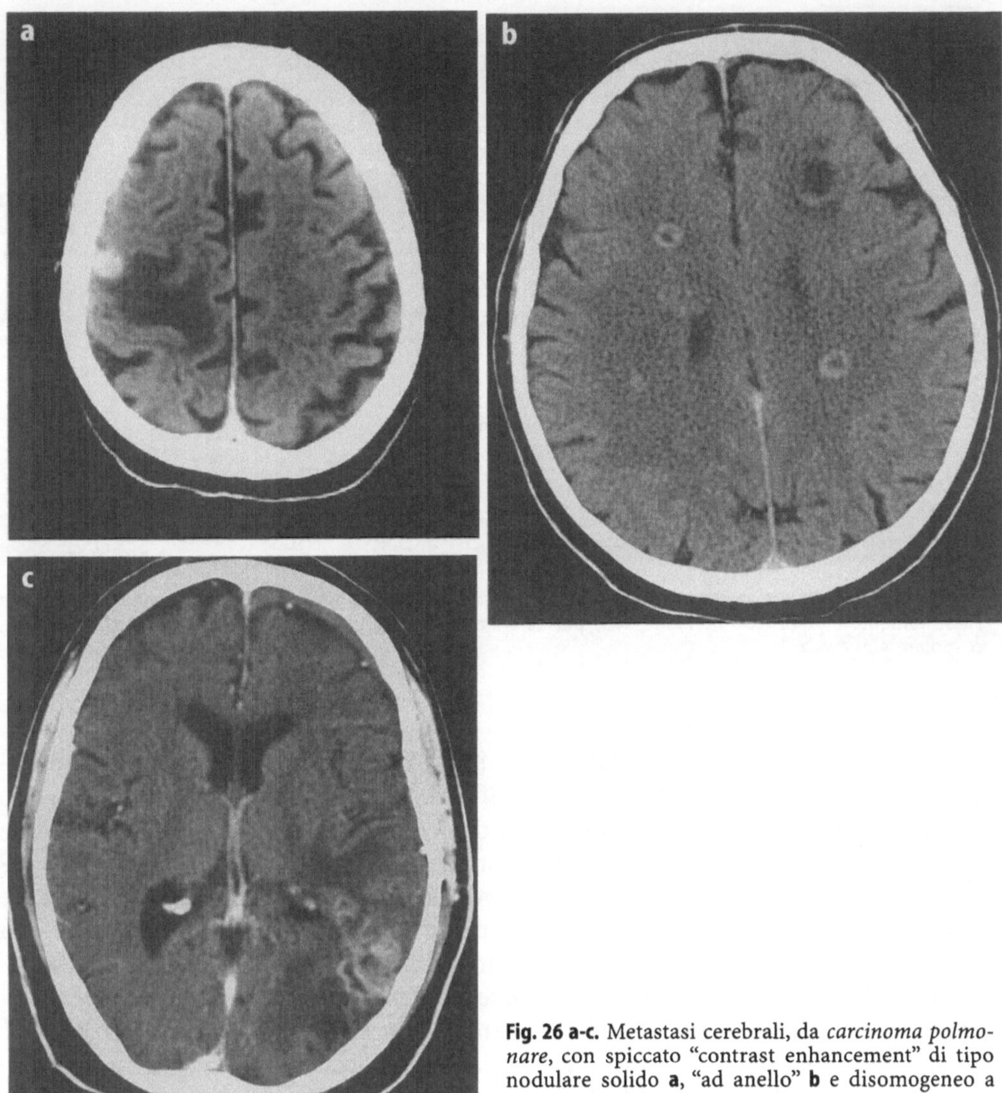

Fig. 26 a-c. Metastasi cerebrali, da *carcinoma polmonare*, con spiccato "contrast enhancement" di tipo nodulare solido **a**, "ad anello" **b** e disomogeneo a contorni irregolari **c**

differenziali in caso di lesioni plurime [49]. Vari tipi di neoplasie primitive, in particolare il glioblastoma, sono invece da considerare come ipotesi diagnostiche alternative in caso di lesione solitaria [49]. Se infine la lesione coinvolge la fossa cranica posteriore, l'emangioblastoma e il linfoma rappresentano le principali diagnosi differenziali.

Le lesioni *extra-assiali* non sono un evento raro (circa il 18% dei pazienti con metastasi intracraniche mostrano infatti localizzazioni durali come unica sede di colonizzazione neoplastica); carcinomi mammari, prostatici ed il neuroblastoma

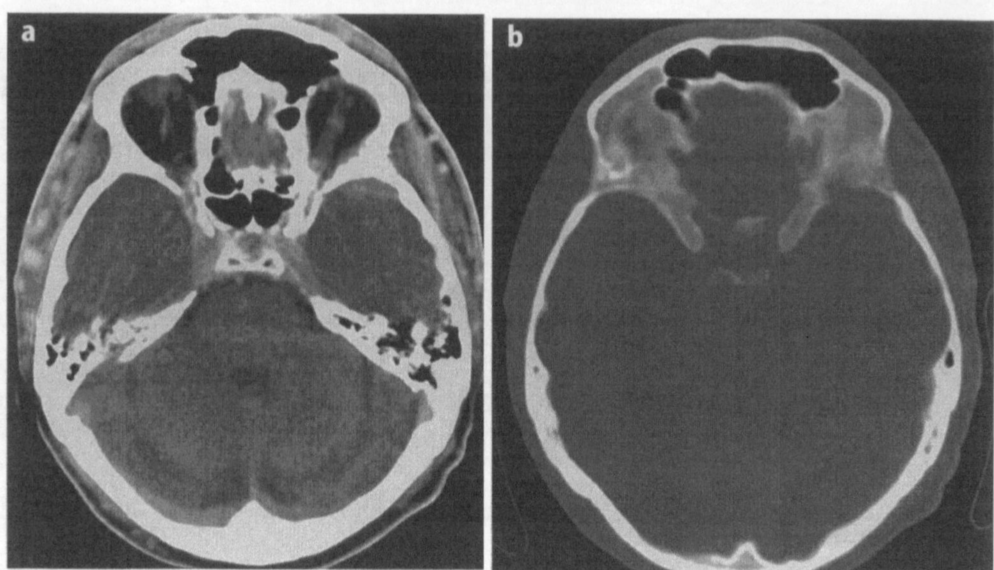

Fig. 27 a,b. Localizzazione osteomeningea, da *carcinoma della mammella*, a livello pterionale sinistro con rigonfiamento e demineralizzazione della parete laterale dell'orbita **a** ed ispessimento meningeo temporo-polare sinistro **b**

ne rappresentano le più frequenti cause [48] (Fig. 27). Le localizzazioni epidurali, conseguenza generalmente di una diffusione ematogena attraverso il plesso venoso epidurale, sono per lo più secondarie ad una lesione ossea adiacente da neoplasie a partenza mammaria, polmonare, prostatica, renale o tiroidea [7]. È possibile l'insorgenza di una trombosi venosa come complicanza dell'invasione neoplastica dei seni durali o, più raramente, in rapporto alla compressione e alla stasi venosa [7]. La carcinosi leptomeningea infine, secondaria ad una infiltrazione dello spazio sub-aracnoideo e delle strutture della base cranica, è generalmente espressione, a parte i tumori cerebrali primitivi, di una colonizzazione neoplastica da adenocarcinomi polmonare, gastrico, mammario, ovarico o da melanoma [1, 7]. È frequente l'osservazione di un diffuso ispessimento delle leptomeningi della base associato ad infiltrati metastatici che si estendono spesso agli spazi perivascolari e al parenchima cerebrale con secondaria reazione fibroblastica meningea [53].

Polmone

Il polmone rappresenta la principale sede di metastasi (circa il 20-54% dei pazienti deceduti per malattia neoplastica a partenza extra-toracica) [20]. Da studi autoptici risulta che la mammella, il colon, il rene, l'utero e il distretto testa-collo rappresentano le sedi primitive che con maggiore incidenza metastatizzano al polmone [20, 38]; seguono, specie in rapporto alla minore incidenza, il chorioncarcinoma, l'osteosarcoma, i tumori testicolari, il melanoma, il sarcoma di Ewing e il carcinoma tiroideo [7, 54].

Da un punto di vista patogenetico la localizzazione polmonare può svilupparsi attraverso cinque vie: arteriosa; linfatica; pleurica; aerea; neoplastica diretta. Di queste, la disseminazione ematogena è di gran lunga la più frequente; i tumori il cui drenaggio venoso coinvolge direttamente il polmone rappresentano le sedi primitive più significative [7].

L'aspetto più frequente delle metastasi polmonari è caratterizzato da un quadro multinodulare bilaterale, micro o macronodulare, di dimensioni estremamente variabili [38, 54]; le basi e il parenchima periferico subpleurico rappresentano, in rapporto alla distribuzione del flusso arterioso polmonare, le zone maggiormente interessate (82-92% negli studi autoptici) [20, 38] (Fig. 28). I noduli presentano generalmente (circa il 30% delle lesioni documentate a livello autoptico) contorni ben definiti e circoscritti senza segni di invasione del parenchima circostante, evento questo legato alla disseminazione ematogena ed alla proliferazione delle cellule neoplastiche nell'interstizio perivascolare [12]. È possibile tuttavia la crescita neoplastica nell'interstizio e nello spazio alveolare adiacente con distruzione del parenchima alveolare e conseguente aspetto irre-

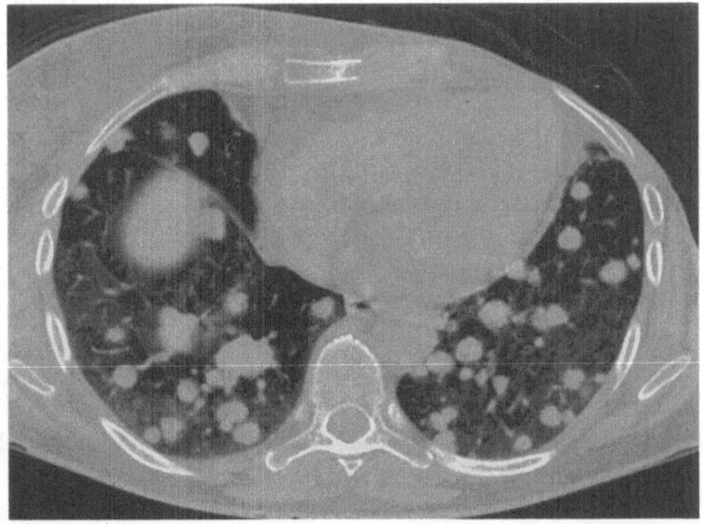

Fig. 28. Diffusa metastatizzazione polmonare macronodulare per disseminazione ematogena da *carcinoma mammario*

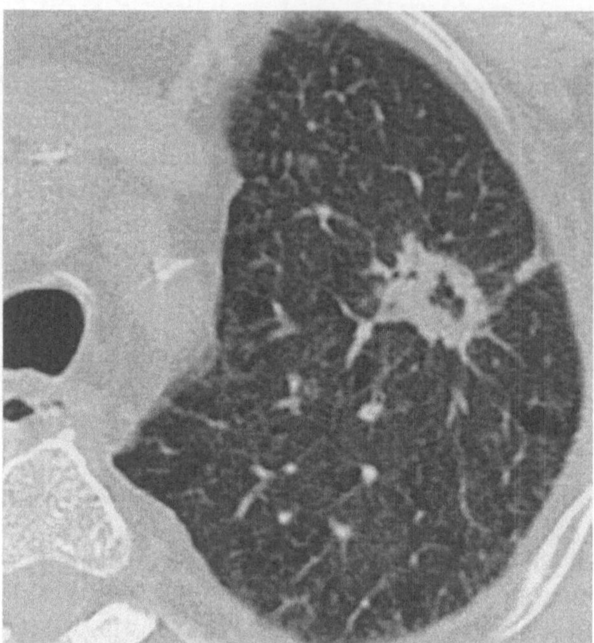

Fig. 29. Metastasi polmonare, da *melanoma*, caratterizzata da contorni irregolari e sfrangiati espressione della crescita della neoplasia nell'interstizio e nello spazio alveolare adiacente con distruzione del parenchima alveolare

golare dei contorni [55] (Fig. 29). Non raro infine, per la sede immediatamente subpleurica, l'aspetto "a placca" o il contorno "stellato" delle lesioni [12]. Rappresentano tipici esempi il carcinoma epatocellulare, la cui crescita espansiva comporta margini netti e ben definiti, le lesioni metastatiche da adenocarcinoma, da carcinoma epidermoidale o le lesioni sottoposte a trattamento chemioterapico caratterizzate da contorni sfumati, più o meno regolari [55].

Tale variabile aspetto dei contorni delle lesioni è spesso causa di problemi diagnostico-differenziali risolvibili unicamente attraverso la via istopatologica. Lesioni benigne come granulomi ed amartomi non possono infatti essere differenziati dalle metastasi a margini netti [12]. Viceversa una lesione metastatica a contorni irregolari può non essere differenziata da una lesione neoplastica primitiva. Un aspetto tipico, documentabile alla TC, è invece la connessione diretta tra diramazione arteriosa polmonare e nodulo: tale reperto, confermato da studi microangiografici, permette di attestare l'origine ematogena della lesione; la presenza di una eventuale componente di ipodensità perilesionale è da porre in rapporto alla ridotta perfusione secondaria all'occlusione metastatica della diramazione arteriosa polmonare [12]. Quantunque non sia possibile definire un parallelismo tra l'aspetto macroscopico delle metastasi e la loro eziologia [56, 57], esistono istotipi che più frequentemente si associano ad un determinato quadro morfologico: ad esempio la forma miliarica diffusa è spesso documentabile nelle metastasi da carcinoma midollare della tiroide, mentre gli aspetti macronodulari sono più spesso secondari a carcinoma renale, chorioncarcinoma, melanoma, seminoma e sarcoma [55] (Fig. 28).

I noduli, a struttura generalmente omogenea se di piccole dimensioni, tendono a mostrare componenti centrali necrotiche nelle forme di maggiori dimensioni [56] sino alla completa colliquazione tipica degli aspetti post-chemioterapici o di alcuni oncotipi (carcinomi colici, mammari e sarcomi) [23, 37] (Fig. 30).

La dinamica di crescita delle lesioni è infine estremamente variabile a seconda degli istotipi: si passa infatti da metastasi a lenta crescita come il carcinoma adenoido-cistico delle ghiandole salivari o il carcinoma della tiroide (tempi di raddoppio di qualche mese) a forme estremamente aggressive come l'osteosarcoma, il melanoma o i carcinomi germinali del testicolo che possono raddoppiare il loro diametro in 1-2 settimane [12]. Meno frequenti e di impegno diagnostico non indifferente sono le lesioni solitarie. È infatti noto come sia maggiore l'incidenza di una seconda neoplasia primitiva (60%), specie se la lesione è insorta con caratteristiche metacrone, piuttosto che di una metastasi (24%) [55]. A tale scopo giova ricordare che pazienti affetti da neoplasie epidermoidi del distretto testa-collo o da carcinomi del polmone, della mammella, dello stomaco e della prostata hanno maggiori probabilità di sviluppare una seconda primitività polmonare piuttosto che una metastasi unica al contrario dei melanomi, dei sarcomi e dei tumori del colon che statisticamente mostrano più frequentemen-

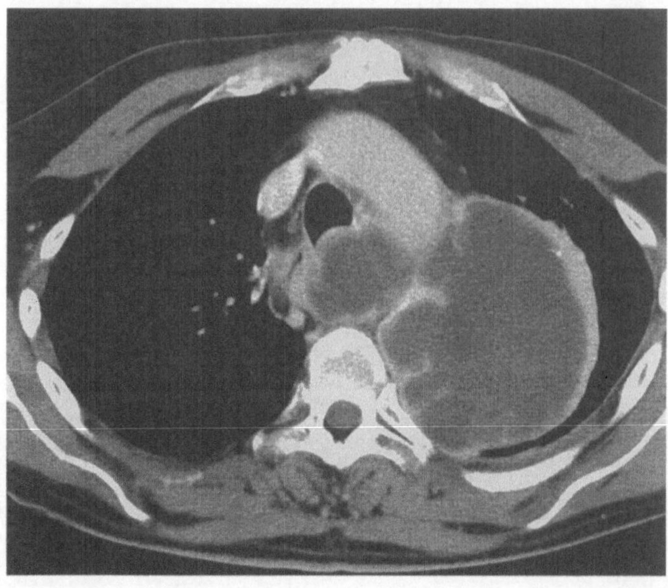

Fig. 30. Metastasi pseudocistica a pareti ispessite del polmone, da *istiocitoma fibroso maligno retroperitoneale* in trattamento chemioterapico, contraddistinta da degenerazione necrotico-colliquativa pressoché completa e da evidenti sepimentazioni endolesionali

te metastasi polmonari solitarie [55]. Molteplici sono i fattori che possono condizionare l'aspetto morfologico di una lesione secondaria polmonare e di conseguenza la caratterizzazione tissutale. L'emorragia, evento frequentemente osservabile nelle metastasi da angiosarcoma o chorioncarcinoma, può determinare ad esempio variazioni soprattutto a livello periferico [12, 55, 56]; il conseguente aspetto TC, relativamente specifico per la presenza di un alone a "vetro smerigliato" o non definito con contorni irregolari e sfumati, può essere riscontrabile anche nelle lesioni tubercolari [58], nelle aspergillosi [59] o dopo biopsia [60]. Analogamente, lesioni ascessuali o linfomatose in pazienti immuno-compromessi possono mostrare alterazioni dei contorni legate a deposizione di fibrina, reazione flogistica o edema perilesionale [56, 61].

L'incidenza di lesioni escavate è di circa il 4-6% e nel 70% dei casi il carcinoma a cellule squamose rappresenta l'istotipo interessato [32]. I tumori della testa e del collo e, nella femmina, dell'apparato genitale sono le sedi primitive più frequentemente coinvolte [36]; seguono i carcinomi del colon ed i sarcomi [55]. L'aspetto TC delle metastasi escavate è estremamente variabile: le pareti possono presentarsi spesse ed irregolari ma anche, benché più raramente, molto sottili, del tutto similari alle lesioni riscontrabili nella coccidiomicosi [55] (Figg.19, 31).

Decisamente infrequenti sono le metastasi a componente adiposa (secondarie a liposarcomi o, meno frequentemente, a teratomi immaturi) (Fig. 32) e le metastasi calcifiche; a tal proposito giova ricordare che quantunque il reperto di calcificazioni intralesionali rappresenti uno dei parametri più significativi nella caratterizzazione di una lesione polmonare codificandone generalmente la benignità

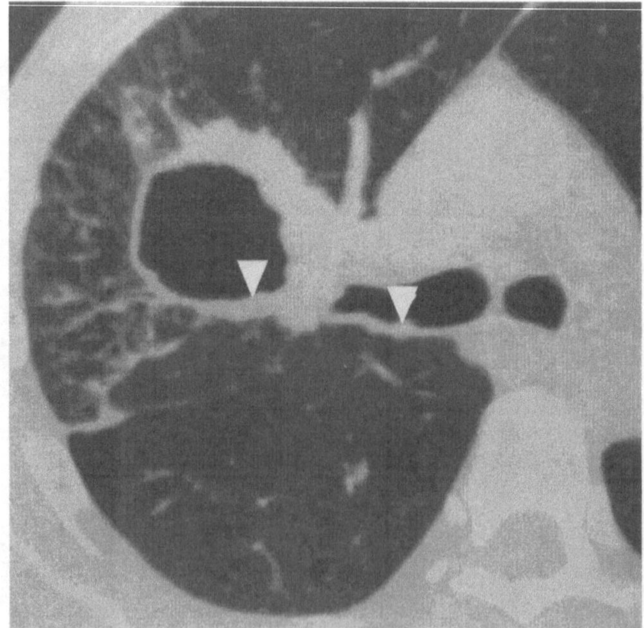

Fig. 31. Metastasi escavata del polmone da *sarcoma uterino*: sono bene apprezzabili le pareti irregolarmente ispessite, il bronco di drenaggio e le componenti papillari endolesionali ed endobronchiale (*punte di freccia*)

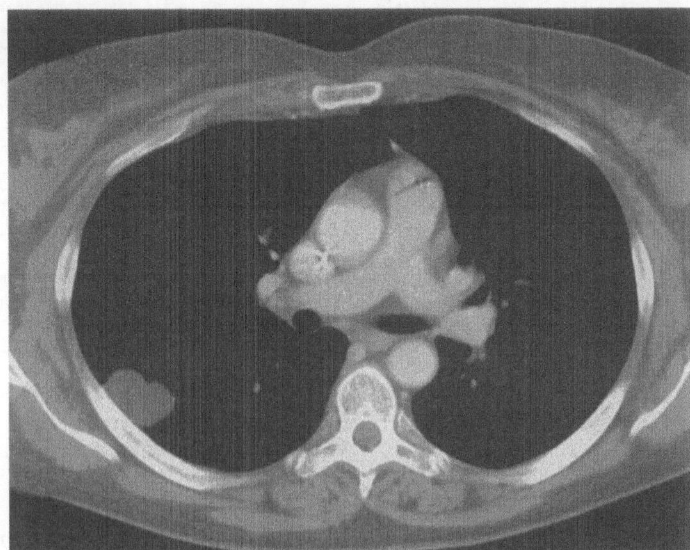

Fig. 32. Metastasi polmonare a struttura omogeneamente adiposa da *liposarcoma mixoide retroperitoneale*

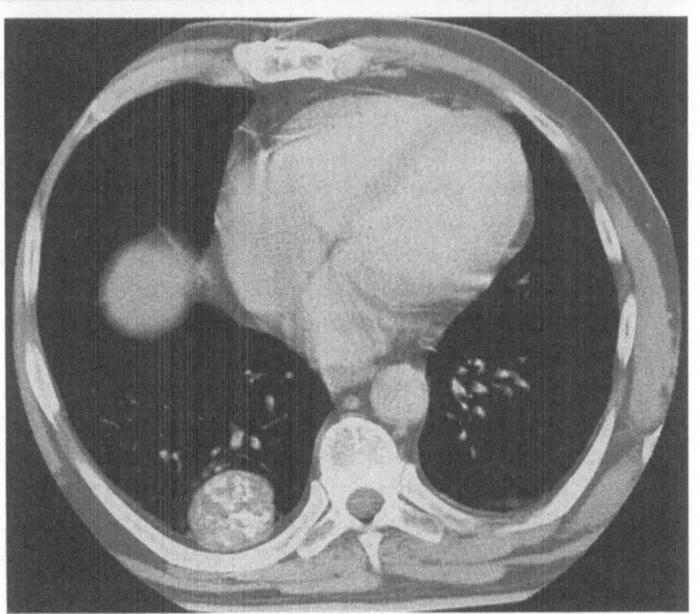

Fig. 33. Metastasi polmonare con calcificazioni puntiformi di aspetto morulare da *carcinoma mucoide colico*

(amartoma o granuloma), è tuttavia segnalata la tendenza da parte di alcuni isto-tipi primitivi a mostrare tale aspetto [28]. È il caso delle metastasi da osteosar-coma (Fig. 12) e condrosarcoma contraddistinte da componenti calcifiche preponderanti, a struttura compatta, localizzate prevalentemente in sede eccen-trica o delle metastasi da carcinomi mucino-secernenti (gastrointestinali, mammari) o papillari (ovarici, tiroidei, etc.) caratterizzate da calcificazioni, soli-tamente di aspetto pulverulento (Fig. 33) o micronodulare, specie dopo tratta-

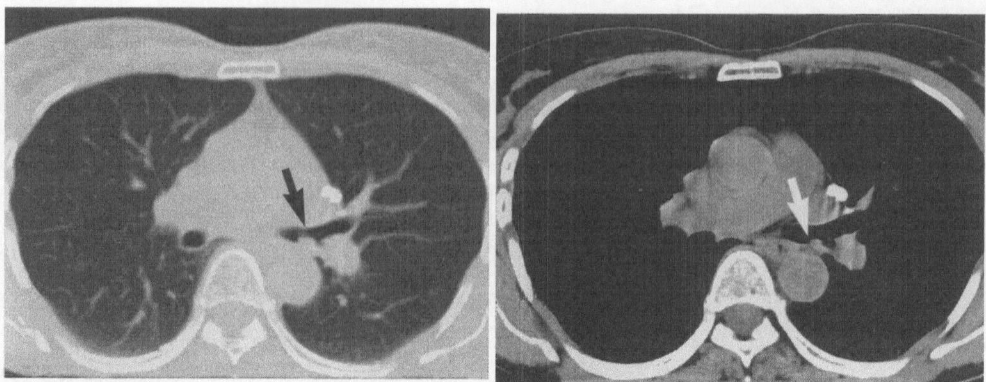

Fig. 34. Metastasi endobronchiale localizzata a livello della parete posteriore del bronco principale di sinistra da *carcinoma renale a cellule chiare* (*frecce*)

mento chemioterapico [28] (Fig. 3a). Rara infine la presenza di calcificazioni intralesionali da carcinomi polmonari primitivi (specie adenocarcinomi), o da istotipi quali il carcinoide o l'emangiopericitoma [55].

Altrettanto rare sono le metastasi endobronchiali: si tratta generalmente di lesioni a partenza renale, colica, mammaria e pancreatica [62] (Fig. 34). I possibili meccanismi includono la disseminazione linfatica, la diffusione ematogena, l'interessamento da lesioni parenchimali, mediastiniche, linfonodali contigue o, più raramente, la colonizzazione per via aerea [55]. L'incidenza delle lesioni, macroscopicamente documentabili, varia in letteratura dall'1.1% al 18%; molto maggiori sono le percentuali microscopiche (70% circa dei casi) [12]. La dimostrazione radiologica è rara e generalmente associata alla presenza di sintomi (tosse, dispnea, emottisi) espressione di un quadro avanzato di malattia [55]. L'oligoemia rappresenta il principale segno indiretto così come l'atelettasia e la pneumonite post-ostruttiva in caso di lesione occludente [12].

Circa il 26% dei pazienti affetti da metastatizzazione polmonare diffusa mostra un quadro di embolia neoplastica, micro o macroscopica, dei vasi polmonari [7] (Fig. 35). Il quadro TC può dimostrare la presenza di dilatazioni multifocali e moniliformi dei rami arteriosi periferici; di areole multiple simil-infartuali a livello dei lobuli secondari (quadro "a mosaico") in caso di massiva microembolizzazione, di primitività cardiaca o vascolare [55].

Un aspetto semeiologico particolare è rappresentato dalla "consolidazione polmonare" caratterizzata da un aspetto a vetro smerigliato nel cui contesto è apprezzabile un broncogramma aereo; si tratta di aspetti secondari a diffusione "permeativa" per via aerea riscontrabili soprattutto nelle metastasi da tumori del distretto gastrointestinale (10% circa dei casi) [22].

La linfangite carcinomatosa rappresenta la conseguenza della crescita neoplastica all'interno dei vasi linfatici polmonari secondaria ad una diffusione ematogena arteriolo-capillare con successiva diffusione alle pareti vascolari, invasione

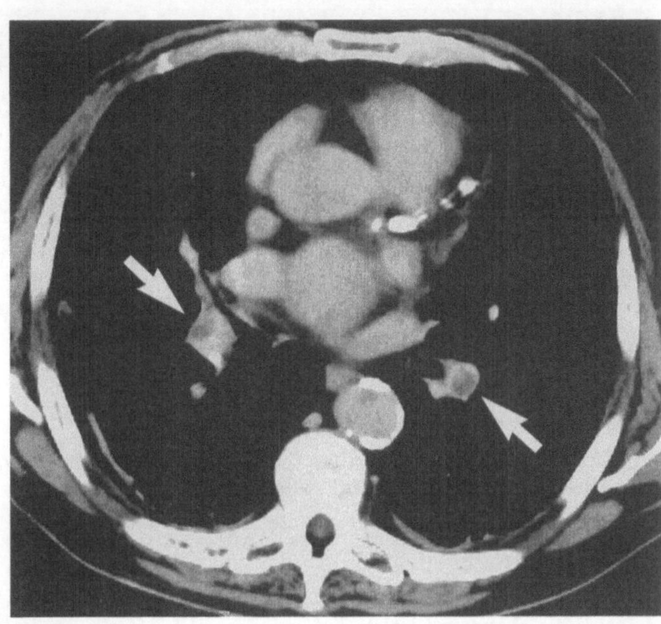

Fig. 35. Presenza di emboli neoplastici (*frecce*) a carico dei rami arteriosi polmonari da *carcinoma renale a cellule chiare* (conferma autoptica)

dei linfatici peribroncovasali e diffusione lungo le vie linfatiche [13, 55]. Si tratta di un fenomeno piuttosto comune, riscontrabile in circa il 6-8% dei casi, anche se casistiche selezionate dimostrano percentuali nettamente maggiori variabili tra il 24 ed il 56% [11, 12]. Circa l'80% dei casi sono adenocarcinomi con mammella, stomaco e pancreas oncotipi primitivi più frequenti [20]. Contrariamente alle lesioni nodulari, generalmente asintomatiche, la linfangite carcinomatosa tende a provocare insufficienza respiratoria e dispnea [55]. La TC, specie se utilizzata con tecnica ad alta risoluzione, è considerata indagine di elezione [11]. Solo per tale via è infatti possibile evidenziare: la comparsa di ispessimenti nodulari o moniliformi dei setti interstiziali, non presenti nell'edema o nella fibrosi; la presenza di densità puntiformi centrali, circondate da ispessimenti a morfologia poligonale nel 58% dei casi, legate alla proliferazione neoplastica dei setti interlobulari e dell'interstizio assiale intralobulare [11]; l'assenza di fenomeni distorsivi o distruttivi della normale struttura lobulare, dato semeiologico fondamentale nella diagnosi differenziale con la fibrosi polmonare, associata invece classicamente a perdita di volume polmonare e variazioni morfologiche [20]. La prevalenza topografica di una delle componenti interstiziali (subpleurica, settale interlobulare, peribroncovasale) giustifica i variabili aspetti TC della malattia [12] (Figg. 36, 37). L'edema polmonare, caratterizzato da lesioni a contorni prevalentemente sfumati, e la sarcoidosi, pur contraddistinta da un ispessimento meno significativo dei setti e dalla presenza percentualmente inferiore di una componente liquida pleurica, possono indurre significative difficoltà differenziali [11, 20].

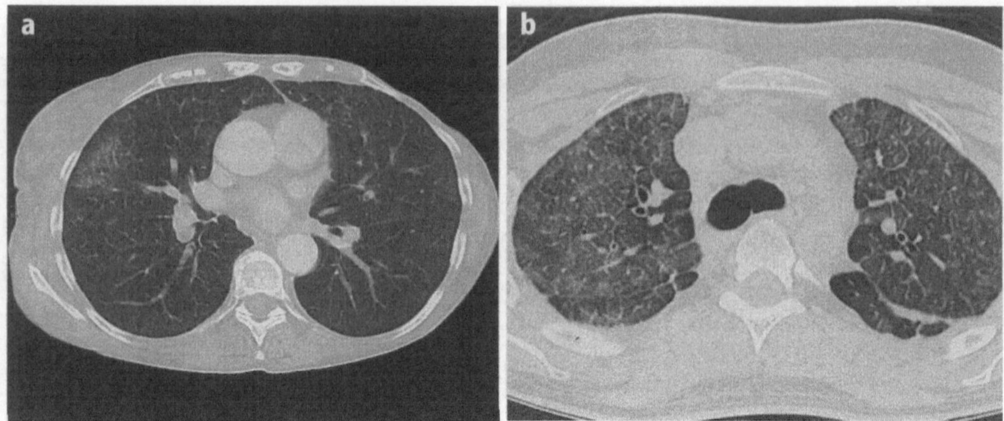

Fig. 36 a,b. Linfangite carcinomatosa "focale" da *carcinoma mammario* **a** e, atipica a "vetro smerigliato", da *carcinoma gastrico* **b** (conferma autoptica)

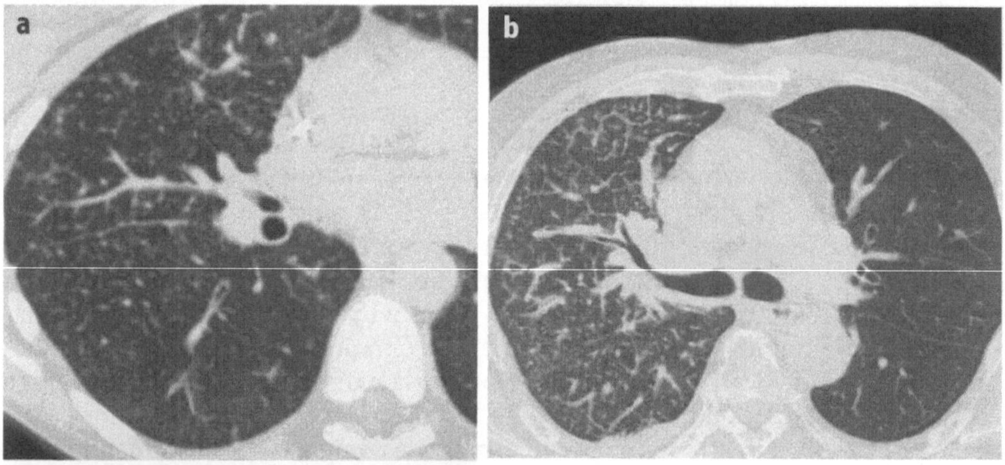

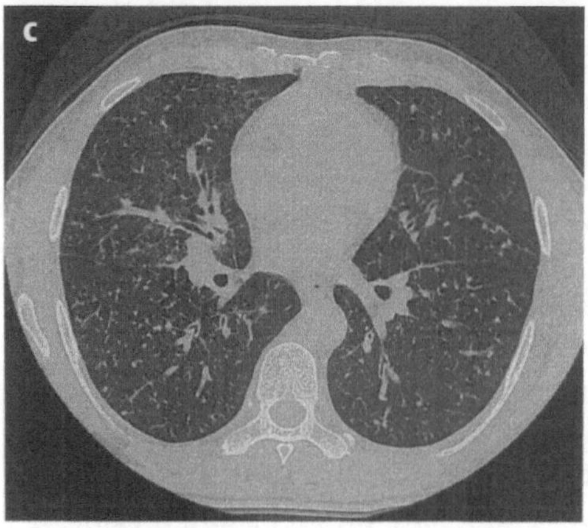

Fig. 37 a-c. Linfangite carcinomatosa di tipo misto a prevalente componente micronodulare da *carcinoma gastrico* **a**; di tipo misto a prevalente componente interstiziale da *carcinoma pancreatico* **b**; di tipo interstiziale da *carcinoma renale* **c**

Da ricordare infine le cosiddette "metastasi sterili": in corso di chemioterapia, specie in taluni oncotipi altamente chemiosensibili, è possibile la risposta
completa della lesione in termini biologici pur in presenza di un residuo macroscopico [38]. Componenti necrotiche, con o senza fibrosi, possono giustificare la
persistenza di una lesione nodulare o la sua riduzione volumetrica pur in assenza di malattia residua [39, 55]. Non esistono tuttavia parametri semeiologici TC
differenzianti [38]. Solo la dimostrata non evolutività della lesione a controlli
successivi, specie se legata alla stabile negativizzazione dei markers bio-umorali specifici (ad esempio nei tumori germinali del testicolo o nel chorioncarcinoma gestazionale) o alla sempre necessaria verifica istopatologica, può far sospet-
tare il carattere "sterile" della metastasi, soprattutto se associata alla risposta
completa in altre sedi [55].

Pleura

La pleura è una frequente sede di metastatizzazione e la diffusione ematogena ne
rappresenta la modalità prevalente [7, 12, 38]. Gli adenocarcinomi, specie a
partenza dal polmone, dalla mammella, dal pancreas e dallo stomaco, sono gli
oncotipi maggiormente interessati al fenomeno [20, 38]. La pleura rappresenta
inoltre il principale e più precoce sito di metastasi nei timomi invasivi [20].

Alla TC l'aspetto è quello di lesioni "a placca", di dimensioni variabili, generalmente multiple e dotate di rinforzo del contrasto, coinvolgenti la pleura sia
polmonare sia mediastinica [12, 38]. Raramente l'interessamento è diffuso all'intero emitorace con aspetto "simil-mesotelioma" come spesso si osserva invece
nelle localizzazioni pleuriche da carcinoma renale [55] (Fig. 38); in tali casi si

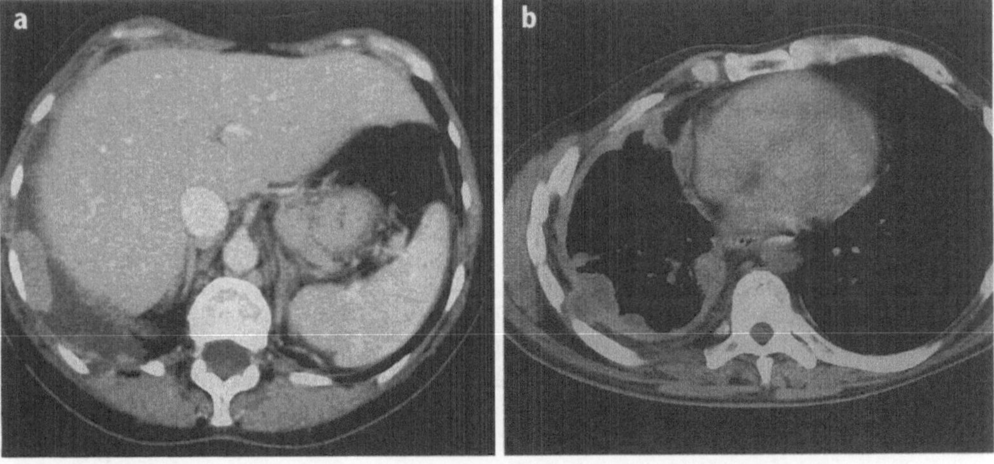

Fig. 38 a,b. Metastasi pleuriche "a placca" **a** e diffusamente infiltranti **b** da *carcinoma mammario*

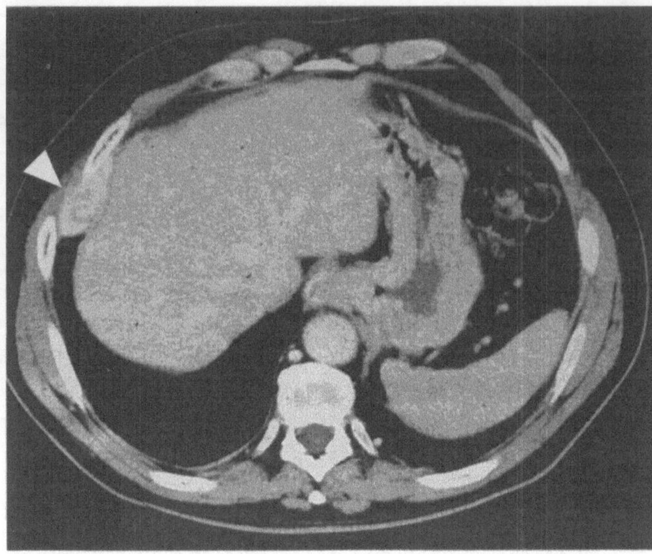

Fig. 39. Metastasi pleurica ipervascolarizzata, da *carcinoma renale*, caratterizzata da significativo "contrast enhancement" (*punta di freccia*)

documenta frequentemente un importante "contrast enhancement" in rapporto alla natura ipervascolarizzata delle stesse (Fig. 39). Molto frequente è infine l'associazione metastasi e versamento, soprattutto nei casi di lesioni ad eziologia mammaria e ovarica [20]. In particolare la metastatizzazione da carcinoma ovarico è spesso caratterizzata dal solo versamento in assenza di dimostrabili lesioni focali per il carattere microscopico delle stesse. La via di colonizzazione linfatica attraverso il peritoneo diaframmatico, il plesso della superficie pleurica del diaframma e le connessioni linfatiche mediastiniche giustificano l'alta incidenza di questo tipo di lesioni [1, 7].

La diagnosi differenziale si pone con un numero elevato di cause infettive, in particolare tubercolosi, colonizzazioni micotiche, lesioni infartuali, edema polmonare [37, 55].

Fegato

Il fegato rappresenta il secondo organo, in ordine di incidenza, come sede di localizzazioni metastatiche [20, 53]. Le neoplasie colecistiche, gastro-intestinali e pancreatiche, unitamente ai tumori mammari e polmonari, rappresentano le sedi primitive che con maggior frequenza colonizzano a livello epatico [1]. Sarcomi, melanomi, neoplasie renali e tiroidee sono sedi primitive meno significative [7, 20].

La particolare vascolarizzazione dell'organo, sostenuta per il 20-25% dall'arteria epatica e per il 75-80% dalla vena porta, influenza in modo significativo la "visibilità" delle lesioni [63]. Essendo la maggioranza delle metastasi irrorata da sangue arterioso, risulta indispensabile una tecnica TC (iniezione a bolo del mezzo di contrasto) mirata all'acquisizione di immagini durante la fase arteriosa, in modo da enfatizzare le differenze di densità tra strutture normali e patologiche [64]. Durante la successiva fase portale si assiste infatti ad un rapido omogeneizzarsi dei valori densitometrici parenchimali con inevitabile mascheramento di eventuali lesioni, specie se di piccole dimensioni [64]. Le apparecchiature di ultima generazione, dotate di scansione spirale in grado di ottenere l'acquisizione volumetrica dell'intero organo in entrambe le fasi (arteriosa e portale), hanno nettamente aumentato la sensibilità della metodica [65]. Tuttavia il potere di risoluzione ancora insufficiente per la valutazione delle localizzazioni di piccole dimensioni (< a 10 mm) rende ragione dell'opportunità di completare lo studio TC del fegato mediante acquisizione "dinamica" o "spirale" previa cateterizzazione selettiva dell'arteria epatica o dell'arteria mesenterica superiore al fine di enfatizzare il "contrast enhancement" arterioso delle metastasi [66].

L'aspetto TC è estremamente polimorfo e dipende sostanzialmente da dimensioni, vascolarizzazione, struttura e grado di necrosi della lesione, nonché dalla quantità e modalità di somministrazione del mezzo di contrasto [63]. In caso di metastatizzazione multipla (ad esempio da carcinoma mammario o colico), le lesioni possono mostrare caratteristiche di "enhancement" significativamente diversificate e viceversa metastasi di tumori primitivi differenti possono dare quadri del tutto sovrapponibili [67].

Nelle *SCANSIONI PRE-CONTRASTOGRAFICHE* le lesioni mostrano generalmente ipodensità strutturale con aspetti nodulari, talora confluenti, a contorni netti o,

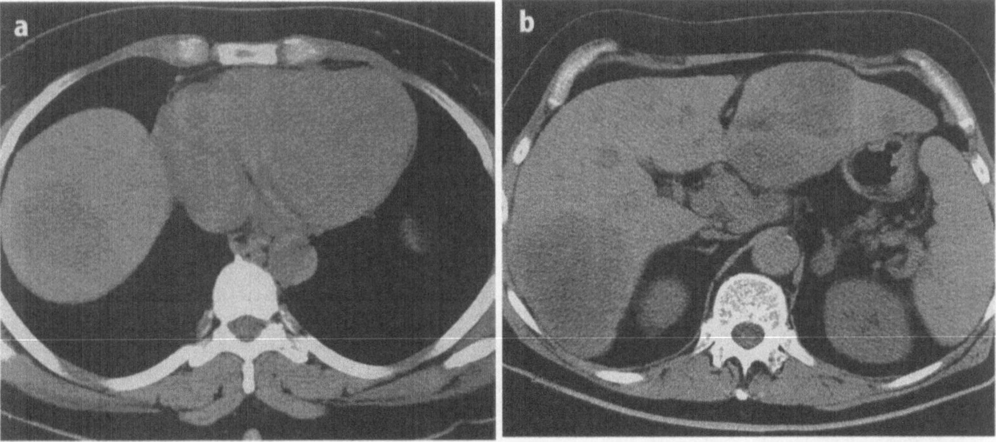

Fig. 40 a,b. Metastasi epatiche a struttura ipodensa con aspetto nodulare **a** e confluente **b** da *carcinoma polmonare*

più spesso, mal definiti [63, 67] (Fig. 40); solo in presenza di una componente emorragica in fase acuto-subacuta (generalmente legata a tumori primitivi ipervascolarizzati) (Fig. 41) o di un organo marcatamente e diffusamente steatosico, le metastasi appaiono iperdense rispetto al parenchima circostante [42, 67-69]. Analogamente, in presenza di microcalcificazioni intralesionali diffuse di aspetto "pulverulento" o di franche componenti macronodulari amorfe, la densità della lesione può essere maggiore rispetto a quella del normale parenchima epatico [67, 26] (Fig. 42).

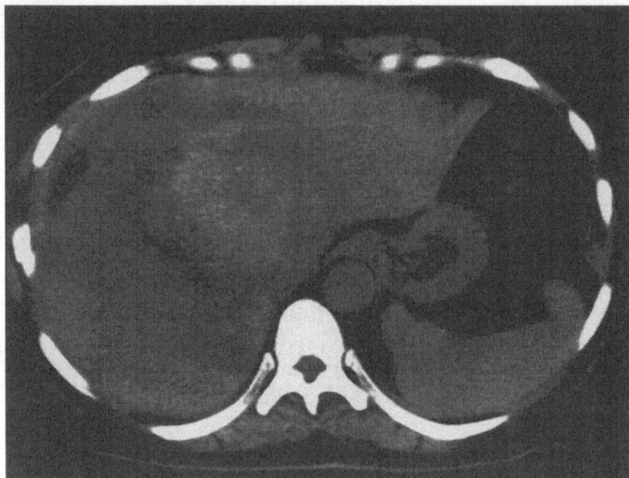

Fig. 41. Metastasi emorragica in fase subacuta da *melanoma*

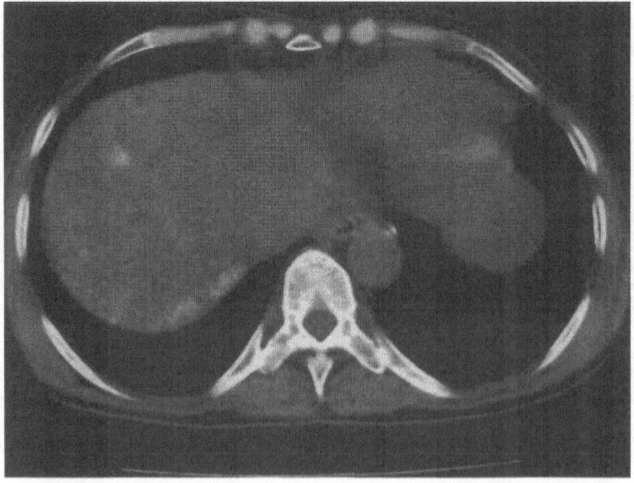

Fig. 42. Diffusa metastatizzazione calcifica di tipo "pulverulento" da *adenocarcinoma mucoide gastrico*

Non è infrequente la presenza nel contesto della lesione di aree, generalmente centrali ma talora coinvolgenti in toto la lesione, di tipo necrotico con valori densitometrici nel "range" dell'acqua (0-20 UH) [24]; decisamente più raro invece l'aspetto francamente cistico delle metastasi, generalmente secondario a tumori primitivi di tipo cistico (ovarici, pancreatici), o la presenza di componenti adipose, legata ai classici oncotipi primitivi (teratoma immaturo, liposarcoma), contraddistinte da valori densitometrici negativi [23, 29].

Nelle *SCANSIONI POST-CONTRASTOGRAFICHE* "l'enhancement", estremamente variabile in rapporto al grado ed al tipo di vascolarizzazione delle lesioni, è sostanzialmente riconducibile a 5 aspetti principali: *scarso o comunque non quantificabile* con aspetto strutturale che permane ipodenso nei confronti del parenchima circostante (Fig. 43); *significativo e tipicamente "anulare"* con impregnazione periferica particolarmente evidente in fase arteriosa (Fig. 44); *significativo, globa-*

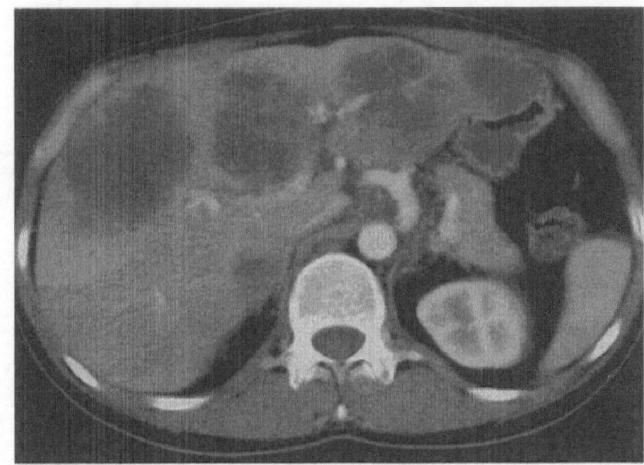

Fig. 43. Metastasi, da *carcinoma del colon*, con aspetto strutturale ipodenso nei confronti del circostante parenchima epatico

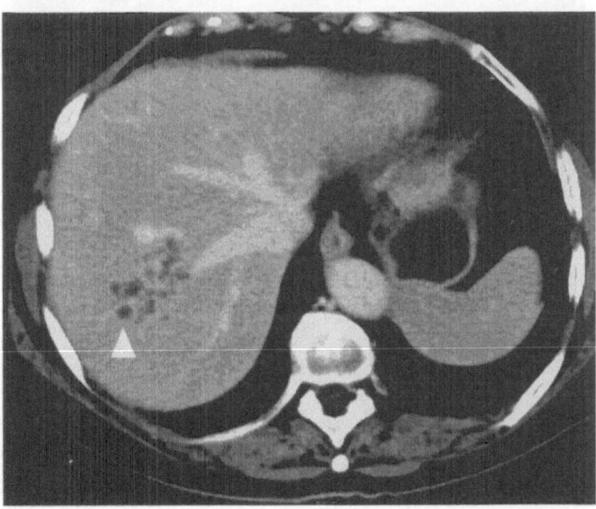

Fig. 44. Multiple metastasi epatiche "a grappolo", da *carcinoma polmonare*, alcune delle quali presentano una sottile impregnazione periferica con significativo cercine iperdenso di tipo anulare (*punta di freccia*)

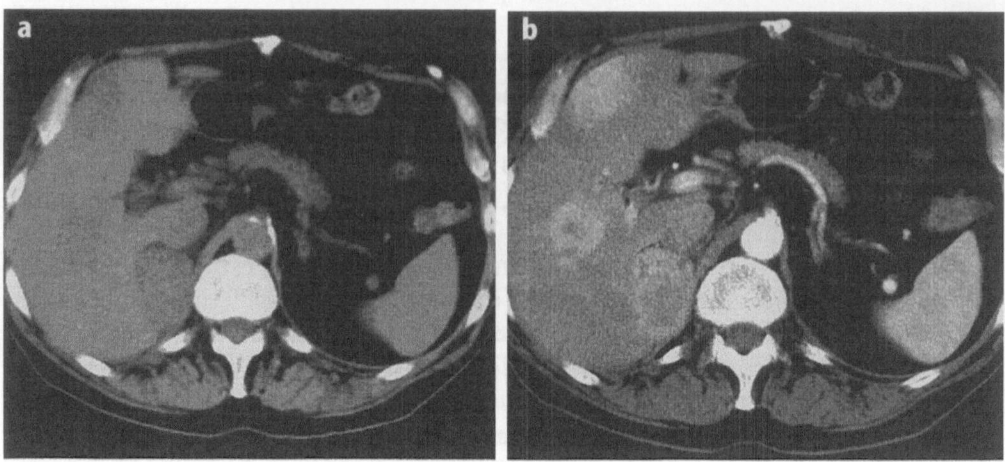

Fig. 45 a,b. Metastasi epatiche ipervascolarizzate, da *carcinoide ileale*, in fase pre-contrastografica **a** e post-contrastografica **b**; coesiste interessamento secondario del surrene di destra

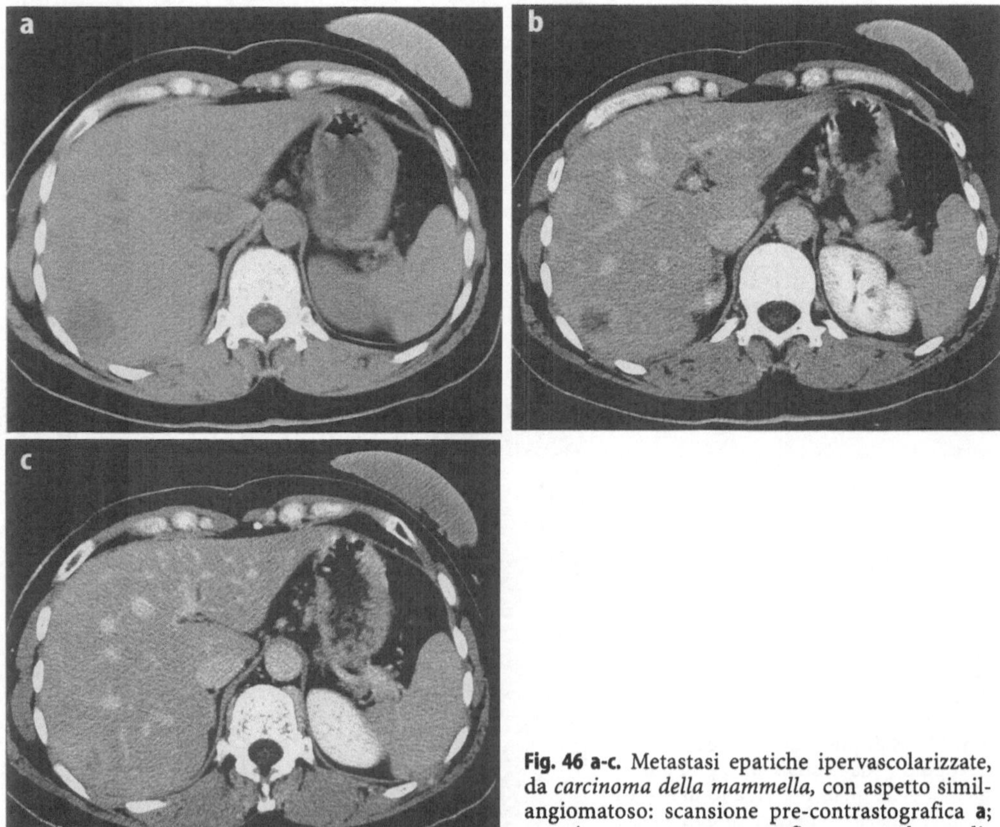

Fig. 46 a-c. Metastasi epatiche ipervascolarizzate, da *carcinoma della mammella,* con aspetto simil-angiomatoso: scansione pre-contrastografica **a**; scansione post-contrastografica precoce **b** e tardiva **c**

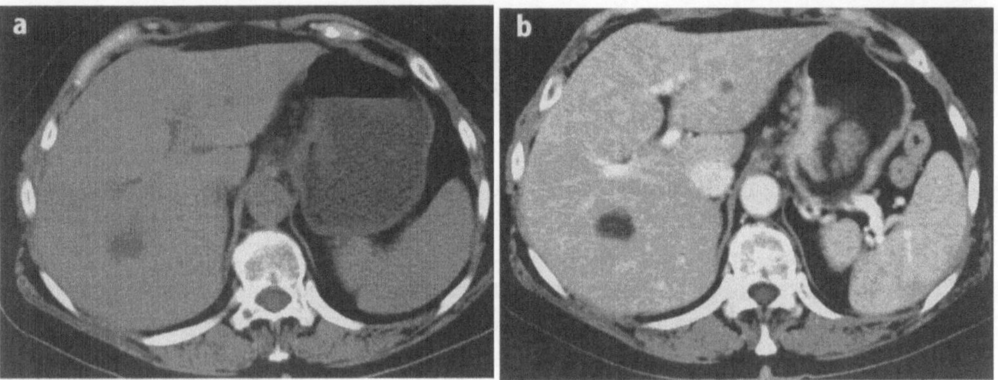

Fig. 47 a,b. Metastasi epatica di tipo similcistico da *carcinoma dello stomaco*: scansione pre-contrasto-grafica **a** e post-contrastografica **b**

le ma fugace documentabile solo in fase arteriosa con rapido "wash-out" ed isodensità in fase portale (tipico dei tumori ipervascolarizzati) (Fig. 45); *progressivo, tendenzialmente centripeto, "simil-angiomatoso"* con iperdensità talora globale in fase tardiva (generalmente in caso di tumori mammari) (Fig. 46); *tardivo*, documentabile solo a distanza di qualche ora dalla somministrazione del mezzo di contrasto (3-5 ore), e comunque di scarsa entità, più spesso osservabile nelle lesioni di aspetto similcistico [29, 63, 64, 67, 69-71] (Fig. 47).

La diagnosi differenziale, estremamente complessa in rapporto ai variabili aspetti semeiologici, deve prendere sostanzialmente in considerazione, di volta in volta, le lesioni cistiche, l'emangioma, il linfoma, l'epatocarcinoma e il colangiocarcinoma periferico [63, 67]. L'attenta valutazione dei coefficienti densitometrici, l'utilizzazione di strati sottili al fine di eliminare le false positività da "volume parziale", l'aspetto strutturale delle lesioni, l'attenta valutazione clinico-anamnestica, la ricerca dei segni sincroni generalmente associati a determinate lesioni neoplastiche sono i parametri utilizzabili per la tipizzazione.

Un aspetto particolare si riscontra infine in caso di massiva infiltrazione di "tipo linfangitico" dell'organo. L'interessamento tumorale si manifesta sostanzialmente a livello peri-vascolare con dilatazione dei dotti linfatici, infiltrazione degli spazi portali e fibrosi secondaria; ne deriva la presenza di lesioni ipodense, con morfologia irregolare e margini sfumati, che seguono la distribuzione vascolare e talora comportano dilatazione segmentaria dei dotti biliari intra-epatici [16].

Surrene

Le ghiandole surrenaliche rappresentano una delle principali sedi di metastasi, addirittura la più frequente se si considera l'incidenza di metastatizzazione nei vari organi in rapporto al loro volume [20]. L'alta concentrazione di molecole ad azione inibente la risposta immunologica corticale, come gli ormoni steroidei, nonché la significativa presenza di anastomosi artero-venose ne rappresentano presumibilmente i principali fattori favorenti [72].

Il carcinoma polmonare è il tumore primitivo che con maggiore frequenza metastatizza ai surreni (10-20% dei casi in rapporto all'istotipo al momento della diagnosi, percentuale che sale al 35-40% allo studio autoptico) [20]; seguono in ordine di incidenza le neoplasie mammarie, renali, cutanee (melanoma), gastro-intestinali, pancreatiche ed epatiche [44, 69, 72].

Le lesioni, generalmente bilaterali (60% circa dei casi), sono clinicamente silenti, anche in presenza di localizzazioni voluminose, essendo sufficiente una minima quota di tessuto ghiandolare residuo per conservare l'omeostasi salina e metabolica. In realtà le sindromi da ipofunzione sono verosimilmente più nume-rose ma sono mascherate dalla chemioterapia antitumorale che spesso include corticosteroidi e dall'aspecificità dei sintomi legati allo stato neoplastico [72].

Il quadro TC, estremamente variabile, comprende aspetti caratterizzati da una ghiandola aumentata di volume, ma di normale morfologia e densità omogenea, nelle lesioni di piccole dimensioni o viceversa aspetti contraddistinti da morfo-logia ovalare e struttura progressivamente più disomogenea, per complicanze necrotico-emorragiche focali o coinvolgenti in toto la ghiandola, nelle localizza-zioni più voluminose (neoplasie coliche e polmonari) [72] (Fig. 48).

L'"enhancement" post-contrastografico, sebbene modesto e con distribuzione irregolare nelle lesioni di maggiori dimensioni, è sempre presente anche se talora limitato alla porzione periferica con conseguente aspetto "cercinato" [72] (Fig. 49).

I contorni irregolari con tralci che obliterano il tessuto adiposo perighiando-lare sono espressione dello sconfinamento extracapsulare. Sono rare le calcifica-zioni intralesionali, generalmente associate a tumori gastrointestinali mucino-secernenti o a neoplasie psammomatose papillifere in trattamento chemioterapi-

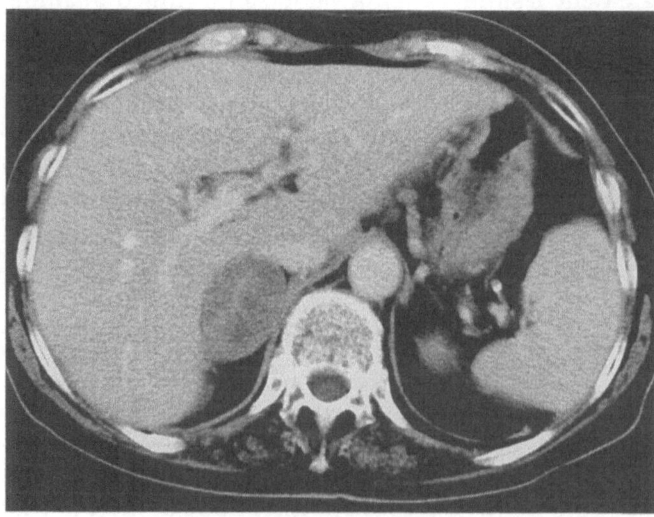

Fig. 48. Metastasi surrenalica destra, da *carcinoma polmonare*, di morfologia ovalare e struttura disomogenea per complicanze necrotico-emorragiche

co [23]. Infrequenti infine le complicanze emorragiche [41], di solito secondarie a tumori renali o ad altri istotipi ipervascolarizzati [45], a cui possono associarsi, in caso di forme massive, vere e proprie raccolte emorragiche retroperitoneali che rispecchiano, similmente alle localizzazioni intraghiandolari, i classici aspetti semeiologici delle fasi acuta, subacuta o cronica del sanguinamento [43].

La diagnosi differenziale si pone, nelle *forme monolaterali*, essenzialmente con l'adenoma non iperfunzionante; la maggiore densità di base (30 o più UH), il dimostrato "enhancement" post-contrastografico, la struttura disomogenea, i contorni maggiormente irregolari e le dimensioni superiori a 30 mm rappresentano i parametri differenziali più significativi [72].

La presenza di foci con densità francamente adiposa nel contesto di una lesione surrenalica, tipica espressione di un mielolipoma, può talora essere legata ad una localizzazione metastatica che, infiltrando il tessuto adiposo ghiandolare e circoscrivendolo nella dinamica espansiva, determina tale aspetto strutturale [73].

Anche lesioni di differente natura (pseudocisti, ematomi, lesioni infiammatorie, tumori primitivi benigni e maligni) possono di volta in volta, in rapporto al sovrapporsi dei quadri semeiologici, comportare difficoltà interpretative.

Nelle *forme bilaterali*, l'iperplasia, le forme infiammatorie granulomatose, l'emorragia e le pur rare localizzazioni linfomatose rappresentano le principali ipotesi diagnostiche alternative. Nel primo caso valgono le già citate considerazioni relative agli adenomi non ipersecernenti, mentre per le lesioni granulomatose (tubercolosi, istoplasmosi, coccidiomicosi, toxoplasmosi) in fase florida, di fronte a quadri talora del tutto aspecifici, possono essere risolutivi i dati clinico-anamnestici, fondamentali anche nel sospetto di lesioni emorragiche (diatesi specifica, terapia anticoagulante, anamnesi traumatica o iatrogena) [72]. Infine le localizzazioni linfomatose mostrano generalmente parametri strutturali (aspetto omogeneo senza significativa componente necrotica, scarso "contrast enhance-

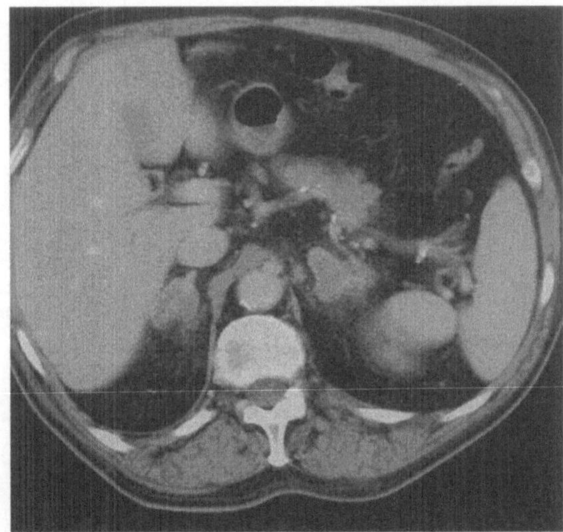

Fig. 49. Metastasi surrenaliche bilaterali, da *carcinoma polmonare*, con tipico aspetto "cercinato" da "contrast enhancement" limitato alla porzione periferica

ment") piuttosto tipici e localizzazioni viscerali e/o linfonodali sincrone in un contesto di malattia generalizzata [74, 75].

Peritoneo

Il peritoneo rappresenta una sede molto frequente di metastasi [20]. Il rivestimento mesoteliale superficiale sembra essere particolarmente vulnerabile alla colonizzazione delle cellule tumorali che aderiscono e proliferano formando focolai piatti di infiltrazione o noduli che a loro volta liberano per sfaldamento cellule neoplastiche nella cavità sierosa [1, 7]. Anche la permeazione dei linfatici subsierosi gioca un ruolo rilevante nel processo di colonizzazione. Lo stimolo irritativo causato dagli impianti tumorali determina la formazione di ascite che a sua volta favorisce lo spostamento delle cellule ed il loro successivo impianto sulle altre superfici sierose (cavo di Douglas, ovaie, omento e peritoneo diaframmatico). Esiste infatti una specifica "circolazione" del fluido ascitico in rapporto a fattori gravitazionali, alle variazioni della pressione intra-addominale ed alla motilità intestinale; le sedi preferenziali di metastasi coincidono con i siti preferenziali di arresto o flusso rallentato del liquido ascitico [1].

In qualsiasi forma di neoplasia in fase avanzata si può avere l'infiltrazione delle membrane sierose con conseguente diffusione neoplastica [7]. I tumori che tipicamente comportano una diffusa colonizzazione peritoneale sono le neoplasie ovariche (talora con aspetto calcifico) (Fig. 50), gastrointestinali, pancreatiche e mammarie [1].

L'aspetto TC è caratterizzato da un'infiltrazione massiva con quadro di *omental cake* o *micro-macronodulazioni* dotate di rinforzo del contrasto, associate ad ispessimento dei foglietti peritoneali ed a strie curvilinee irregolari iperdense

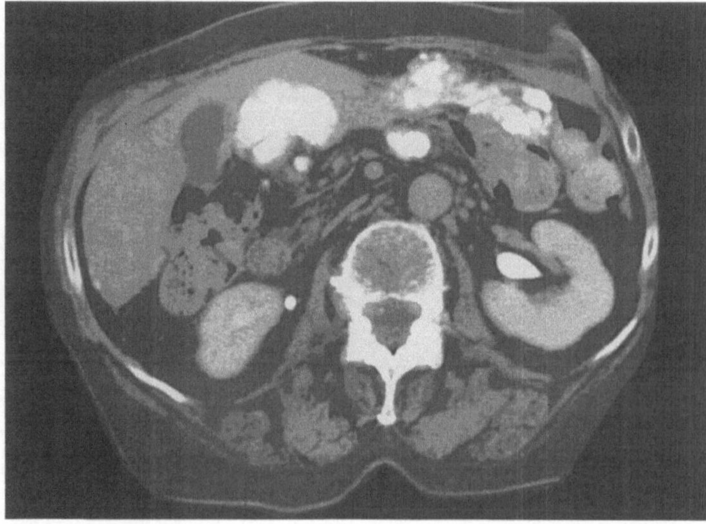

Fig. 50. Metastasi omentali di tipo calcifico da *adenocarcinoma siero-papillifero ovarico*

che obliterano focalmente o diffusamente il tessuto adiposo peritoneale (Fig. 51). Non è infrequente anche la dimostrazione dell'interessamento delle superfici sierose sotto forma di irregolarità marginali delle pareti viscerali che appaiono parimenti ispessite [29] o di omogeneo "contrast enhancement" (Fig. 52). È da sottolineare come, soprattutto nelle pazienti in follow-up chemiotera-

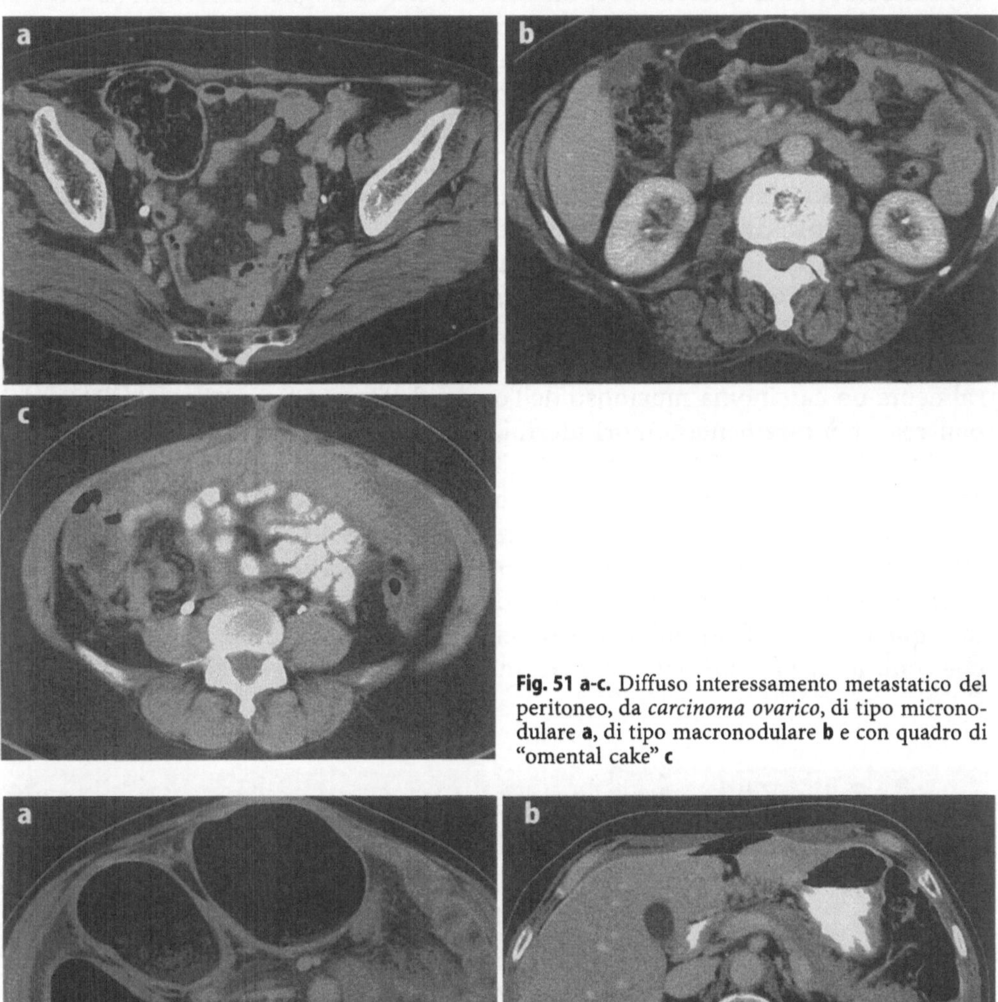

Fig. 51 a-c. Diffuso interessamento metastatico del peritoneo, da *carcinoma ovarico*, di tipo micronodulare **a**, di tipo macronodulare **b** e con quadro di "omental cake" **c**

Fig. 52 a,b. Metastasi peritoneali da *carcinoma ovarico* **a** e da *carcinoma endometrioide ovarico* **b**. In **a** diffuso interessamento delle superfici sierose delle anse intestinali, con ileo secondario, caratterizzate da irregolarità e ispessimento delle pareti viscerali; in **b** diffusa carcinosi della superficie glissoniana del fegato sotto forma di omogeneo "contrast enhancement"

pico per carcinoma ovarico il peritoneo rappresenti, unitamente al fegato, la sede statisticamente maggiormente interessata alla ripresa di malattia [7, 76]. Giova ricordare che la ricerca di microlocalizzazioni peritoneali necessita di scansioni a strato sottile (4-5 mm) associate a somministrazione rapida del mezzo di contrasto [77].

I microfocolai di steatonecrosi unitamente alle analoghe alterazioni fibrotiche, legate spesso ad una patogenesi post-chemioterapica (specie se è stata instaurata una chemioterapia intraperitoneale), rappresentano la principale diagnosi differenziale; solo l'attenta valutazione cronologica comparativa delle lesioni con l'ausilio del monitoraggio dei markers specifici (soprattutto il Ca 125) possono fornire indicazioni presuntive [76, 77]. È da sottolineare come in pazienti ripetutamente chemiotrattati, la fase iniziale di ripresa peritoneale spesso sia disgiunta dalla presenza di ascite concomitante.

Un quadro particolare, di raro riscontro e talora fonte di difficoltà interpretative, è invece il cosiddetto *pseudomixoma peritonei*; trattasi di una massiva colonizzazione peritoneale (per rottura o per semplice impianto metastatico) da parte di una neoplasia epiteliale mucinosa a bassa potenzialità maligna (generalmente un carcinoma mucinoso dell'ovaio, dell'appendice, della colecisti o del pancreas; più raramente tumori uterini, dell'uraco e del dotto onfalo-mesenterico) [7, 17]. Il quadro TC è contraddistinto da massiva infiltrazione endoperitoneale con caratteristiche densitometriche liquido-paraliquide (10-35 UH), talora con aspetto strutturato, con sedimentazioni "a livello" e sepimentazioni endolesionali o da formazioni multiple di aspetto macronodulare delimitate da pareti talora ispessite e ipervascolarizzate e densità analoga [18] (Fig. 53). Non sono infrequenti le calcificazioni a carico dei setti o delle componenti nodulari; tipiche sono invece le impronte sul margine epatico con conseguente aspetto focal-

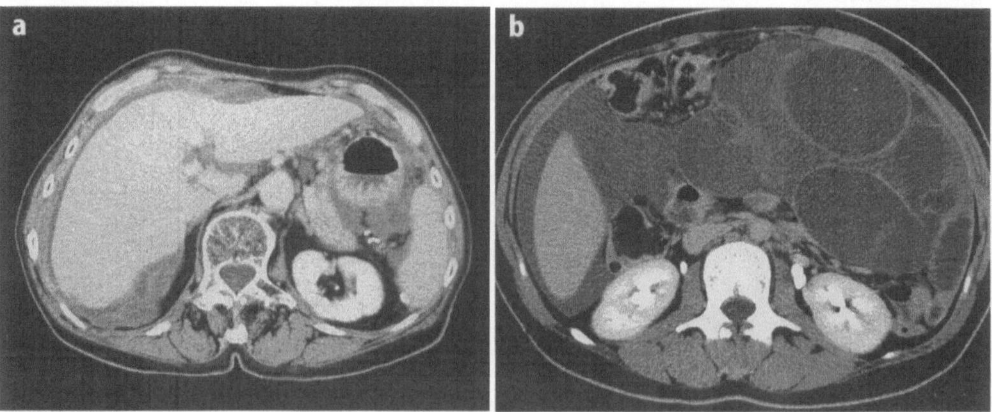

Fig. 53 a,b. Pseudomixoma peritonei da *carcinoma mucinoso ovarico* **a** e da *carcinoma mucoide della colecisti* **b**. In **a** massiva infiltrazione endoperitoneale con caratteristiche densitometriche liquido-paraliquide e sepimentazioni endolesionali; in **b** formazioni multiple di aspetto macronodulare, delimitate da pareti ispessite, nel cui contesto sono apprezzabili sottili setti e piccole vegetazioni

mente concavo della glissoniana o, più raramente, in sede splenica [78]. Le anse intestinali appaiono generalmente dislocate lateralmente da queste lesioni "gelatinose", contrariamente a quanto avviene nei semplici versamenti ascitici in cui occupano i quadranti addominali mediani [29]. La diagnosi differenziale, nei casi non conclamati, si pone sostanzialmente con forme di peritonite tubercolare o da germi piogeni; nelle localizzazioni macronodulari invece con le pseudocisti, le raccolte fluide extrapancreatiche (in caso di pregressa pancreatite acuta necrotico-emorragica) o le forme idatidee disseminate [78].

È da considerare infine come le strutture legamentose ed i foglietti di riflessione peritoneale, rappresentando il supporto anatomico di sostegno degli organi endoperitoneali e le vie preformate per il decorso delle componenti vascolari, linfatiche e nervose, fungano anche da sistema bidirezionale di connessione addomino-pelvica, intra e retroperitoneale, e conseguentemente di colonizzazione metastatica. Tali connessioni anatomiche possono facilmente spiegare la possibile diffusione transperitoneale anche in tumori che generalmente non metastatizzano per questa via [79, 80].

Osso

L'osso, nonostante riceva solo una piccola frazione della gittata cardiaca (5-10%), rappresenta una delle principali sedi di colonizzazione metastatica: circa il 32% dei pazienti affetti da neoplasia maligna sviluppa infatti metastasi allo scheletro nel corso della malattia [81]. Tale percentuale sale tuttavia a circa il 70% in caso di carcinoma mammario o prostatico che, unitamente ai carcinomi renali, polmonari, vescicali e tiroidei sono gli oncotipi maggiormente interessati al fenomeno [20]. Il neuroblastoma, i sarcomi ossei e la leucemia sono i tumori pediatrici che più frequentemente comportano metastasi scheletriche [81, 82].

La diffusione è pressoché costantemente di tipo ematogeno [83], attraverso il sistema arterioso, ed il midollo rosso rappresenta l'elemento bersaglio del processo di metastatizzazione [1]. I segmenti e le porzioni scheletriche statisticamente maggiormente coinvolte sono infatti quelle più ricche in midollo rosso nel contesto del quale le pareti dei sinusoidi sono discontinue e i capillari sono in continuità con il sistema sinusoidale [7]. La colonizzazione di segmenti in atrofia post-attinica è praticamente eccezionale [82].

Le vertebre, in rapporto alle peculiari connessioni anatomiche del circolo venoso perivertebrale ed intraosseo, sono i segmenti maggiormente interessati [84]. Nel 5-10% dei casi si associano segni di interessamento midollare e/o delle radici nervose [84]. Seguono in ordine di incidenza le coste, lo sterno, il bacino, la teca cranica e le ossa lunghe, specie le estremità prossimali del femore e dell'omero [82].

La maggior parte delle metastasi si sviluppa nell'osso spongioso, anche se in una fase più tardiva è possibile l'interessamento della corticale e della regione sottoperiostale [7].

Nei carcinomi della mammella e della prostata è particolarmente frequente la diffusione per via venosa: l'aumento della pressione intra-addominale provoca infatti un'inversione del flusso ematico dal sistema cavale a quello vertebrale con conseguente interessamento precoce delle vertebre dorsali, lombari e del bacino [7, 10].

Nella patogenesi del processo metastatico intervengono numerosi fattori (prostaglandine, fattori attivanti gli osteoclasti e gli osteoblasti) che comportano l'evoluzione in senso litico od osteoaddensante delle lesioni [5].

Le metastasi osteoblastiche sono generalmente associate a tumori della prostata (80-90%), della mammella (specie dopo trattamento), al linfoma [82, 85], al carcinoide, al carcinoma mucinoso gastrointestinale, all'osteosarcoma ed al retinoblastoma. L'evoluzione in senso osteosclerotico di una lesione precedentemente osteolitica è indice di risposta terapeutica: inizialmente compare un orletto sclerotico che progressivamente si estende alla lesione in toto fino "all'eburneizzazione" globale del segmento coinvolto [37, 85]. Viceversa la comparsa di un'area litica nel contesto di una lesione sclerotica indica una progressione di malattia [85]. È infine piuttosto frequente, in presenza di metastasi con esteso coinvolgimento di un segmento scheletrico, la comparsa di fratture patologiche [81, 84].

La TC mostra solitamente un'area di osteodistruzione di tipo infiltrativo, a margini sfumati e disomogeneamente ipodensa, dotata di debole rinforzo di contrasto che coinvolge la struttura ossea (Fig. 54). L'interruzione della corticale comporta la diffusione ai tessuti perischeletrici sotto forma di componenti "molli" che coinvolgono le strutture muscolari od i piani adiposi regionali [82] (Fig. 55). Talora, nella massa di tessuto molle perischeletrica, si possono osservare calcificazioni od ossificazioni che rappresentano isole di osso dislocate dalla

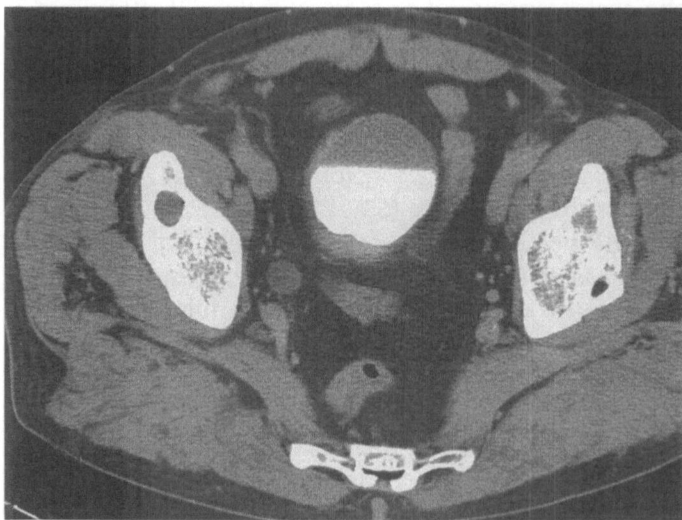

Fig. 54. Metastasi osteolitica, da *carcinoma vescicale*, localizzata in sede acetabolare destra e caratterizzata da un'area di osteodistruzione senza peraltro coinvolgimento della corticale

massa in accrescimento [81]. Alcuni oncotipi (carcinomi renale e tiroideo, epato-carcinoma) si associano a spiccata espansione della componente midollare con quadro similmielomatoso (Fig. 56); altri invece (carcinomi prostatico, polmonare, gastrointestinale e neuroblastoma) a reazione periostale. Nel contesto delle forme osteoblastiche il quadro TC può essere di tipo diffuso (coinvolgimento

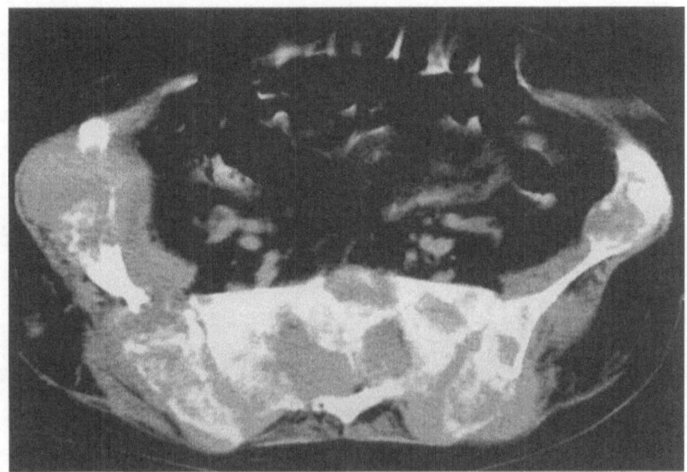

Fig. 55. Metastasi osteolitica da *carcinoma della mammella*: diffusa area di osteodistruzione di tipo infiltrativo con massivo interessamento della corticale e diffusione ai tessuti perischeletrici

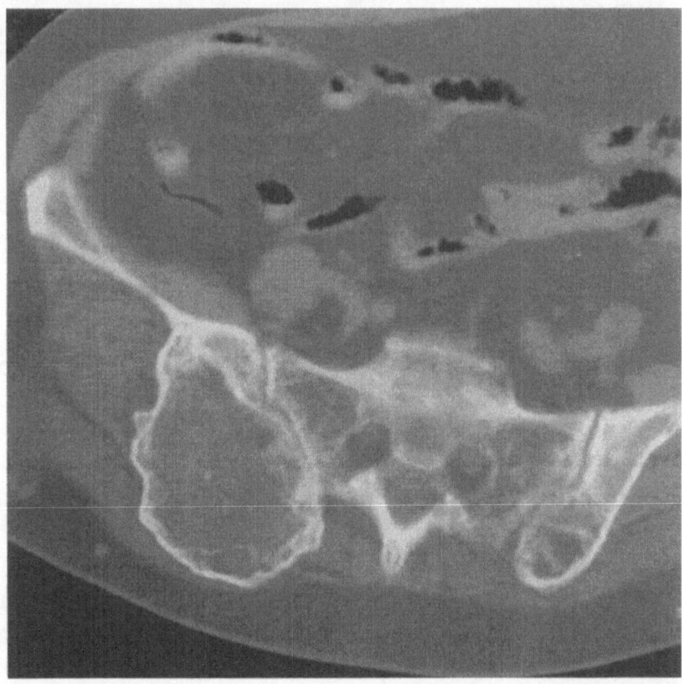

Fig. 56. Metastasi osteolitica, da *epatocarcinoma*, caratterizzata da significativo rigonfiamento della componente midollare con quadro similmielomatoso

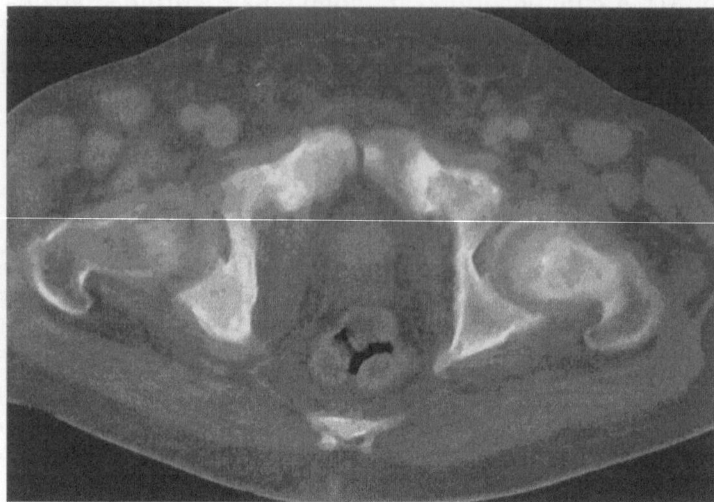

Fig. 57. Diffusa metastatizzazione di tipo osteoblastico da *carcinoma della prostata*

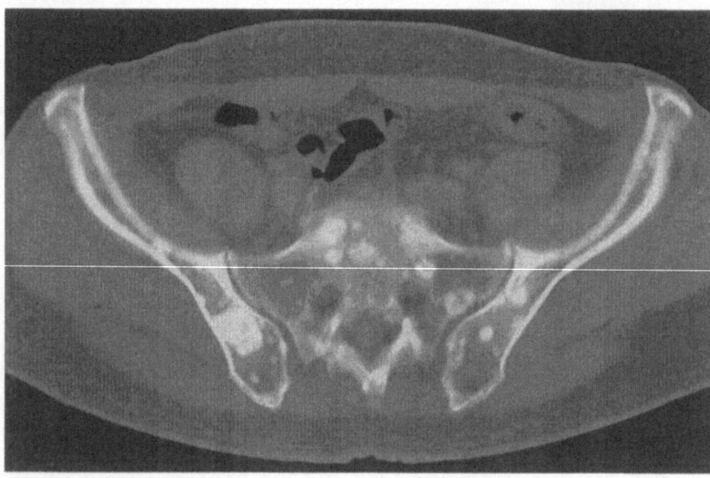

Fig. 58. Multiple metastasi osteoblastiche, da *carcinoma prostatico*, contraddistinte da addensamento plurifocale della componente spongiosa dell'osso

globale di tutto il segmento scheletrico) (Fig. 57) o focale (coinvolgimento limitato alla sola componente spongiosa) (Fig. 58). I tumori a lenta crescita infine si associano spesso a margini più netti e talora sclerotici [86].

Linfonodi

La diffusione neoplastica a linfonodi rappresenta uno dei parametri più significativi ai fini prognostici, influenzando in modo preponderante non solo la sopravvivenza del paziente affetto da neoplasia ma anche la scelta terapeutica [87]. È stato infatti ampiamente dimostrato, ad esempio, come l'estensione linfonodale mediastinica in pazienti affetti da neoplasia polmonare non a piccole cellule caratterizzi in modo negativo la resecabilità del tumore primitivo riducendo in modo drastico la sopravvivenza [8, 88]. Parimenti, la presenza o meno di localizzazioni adenopatiche ascellari rappresenta il principale parametro predittivo del rischio di ripresa di malattia nelle pazienti trattate radicalmente per carcinoma mammario [8]. La conoscenza delle specifiche vie di drenaggio linfatico è di fondamentale importanza nella valutazione semeiologica delle lesioni in rapporto alla possibile distanza tra la sede primitiva e il filtro linfonodale di primo ordine [5]. Analogamente, l'ostruzione del normale drenaggio linfatico può comportare il "salto" di una o più stazioni linfonodali o addirittura la diffusione retrograda per inversione del flusso linfatico [7].

Dal punto di vista semeiologico le *dimensioni* (misurate a livello dell'asse minore), variabili a seconda dello specifico distretto anatomico (valori normali compresi tra 8 e 12 mm circa), rappresentano il principale parametro di sospetto in presenza di un'adenopatia [87-90]. Più recentemente è stato proposto a tal riguardo un diverso parametro di valutazione del singolo linfonodo basato sul rapporto tra diametro massimo longitudinale ed assiale [87]. Ne consegue che valori inferiori a 2 sarebbero espressione di forme iperplastiche mentre valori superiori a 2 sarebbero altamente sospetti per localizzazioni metastatiche. Questa considerazione è basata sul concetto che il linfonodo iperplastico tende ad assumere una morfologia allungata laddove quello metastatico mostra più frequentemente una morfologia sferica [87, 90].

Viceversa, la valutazione della *struttura* è raramente in grado di fornire ulteriori e più specifiche indicazioni [91]; fanno eccezione le neoplasia del distretto testacollo in cui la presenza di un'area di necrosi centrale, sotto forma di un "focus" di disomogenea ipodensità strutturale, caratterizza pressoché invariabilmente la lesione metastatica [87, 91] (Fig. 59). In tali casi la diagnosi differenziale deve esse-

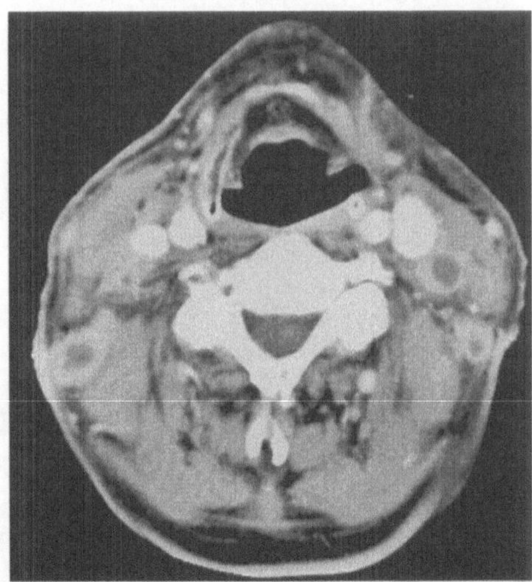

Fig. 59. Metastasi linfonodali, da *carcinoma epidermoide del seno mascellare*, con presenza di aree di disomogenea ipodensità strutturale da necrosi centrale

re posta con la metaplasia adiposa ilare (espressione di fenomeni infiammatori cronici) che tuttavia si manifesta pressoché esclusivamente alla periferia del linfonodo [90]. Anche l'analisi densitometrica di valori negativi (documentabili se si ricorre a strati sottili di 2-3 mm) rappresenta un ulteriore parametro differenziante [87]. Raramente infatti la struttura linfonodale è di tipo francamente necrotico pur in assenza di pregresso trattamento chemioterapico (Fig. 60).

A tutti i livelli permangono tuttavia i limiti insiti allo studio TC: *FALSI POSITIVI*, legati a ghiandole aumentate di volume ma semplicemente reattive o comunque sede di patologia infiammatoria o ascessuale (malattia da graffio di gatto, tubercolosi, sarcoidosi, istoplasmosi, etc.) [88, 90]; *FALSI NEGATIVI*, contraddistinti da microfoci neoplastici in linfonodi che non mostrano aspetti morfologici o strutturali patologici [89, 91].

Tale aspecificità del quadro TC giustifica la necessità di dover ricorrere alla linfoadenectomia con successiva valutazione istopatologica come mezzo di diagnosi in numerosi tumori [10].

Piuttosto caratteristica e di grande importanza prognostica è invece la dimostrazione della *diffusione extracapsulare della lesione linfonodale*, riscontrabile in circa il 74% dei linfonodi di diametro superiore a 3 cm [90, 91]. Il superamento della capsula comporta infatti l'obliterazione del tessuto adiposo loco-regionale che appare interessato da strie dense, dotate di "contrast enhancement", ad andamento serpiginoso e curvilineo fino ai quadri massivi di carcinosi in cui la densità adiposa è totalmente sostituita da valori pseudo-idrici o francamente solidi in rapporto alla diffusione neoplastica [87, 91] (Fig. 61). Quadri simili alle forme non massive sono riscontrabili in corso di fenomeni infettivi, di irradiazione recente o di manipolazione chirurgica [90].

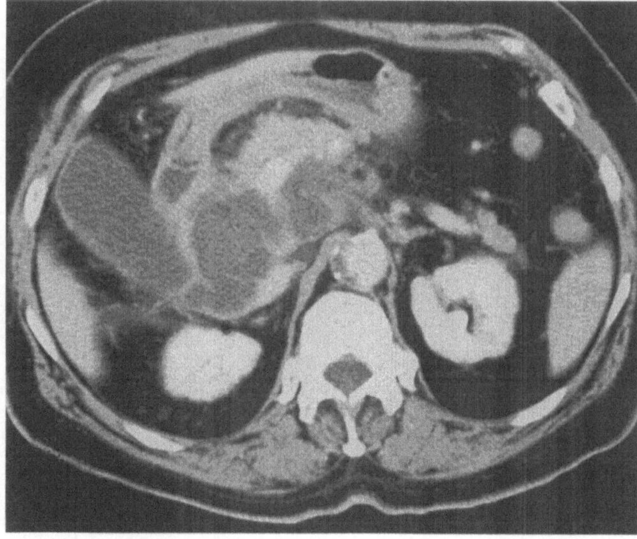

Fig. 60. Grossolane metastasi linfonodali retroperitoneali, da *carcinoma colico*, caratterizzate da struttura di tipo francamente necroticocolliquativo

Di particolare importanza è ancora la valutazione dell'*infiltrazione degli assi vascolari loco-regionali* (Fig. 62): il coinvolgimento dei peduncoli artero-venosi (ad esempio a livello giugulo-carotideo o mesenterico) come conseguenza della diffusione transcapsulare riveste infatti enorme importanza prognostica, specie in previsione dell'approccio chirurgico [9, 87, 90]. In tale ottica se il vaso è circondato per più del 50% dal linfonodo è presumibile che sussista una diffusione alla parete vasale; se viceversa il contatto è focale, più verosimilmente non sarà presente infiltrazione diretta.

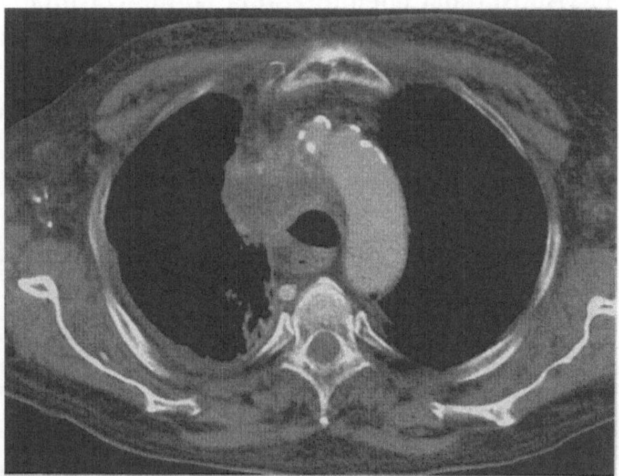

Fig. 61. Carcinosi mediastinica da *carcinoma gastrico*

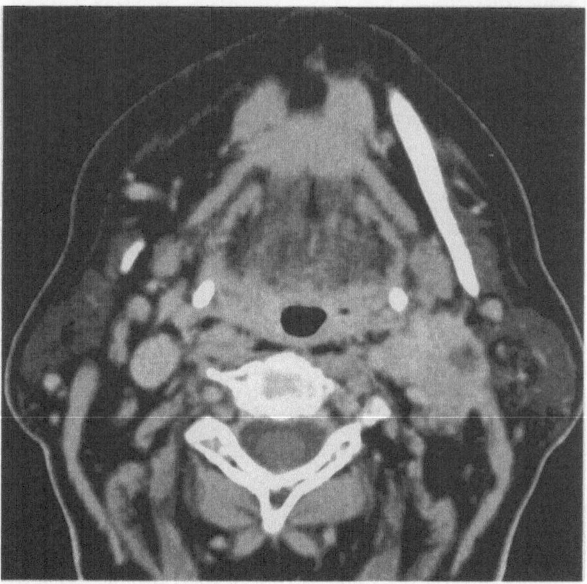

Fig. 62. Metastasi linfonodale, da *carcinoma epidermoide del cavo orale*, con diffusione transcapsulare e coinvolgimento dell'asse vascolare giugolo-carotideo

Altro parametro meritevole di attenta osservazione è la valutazione dell'
"*enhancement*" del linfonodo [90]. È noto infatti come talune metastasi linfonodali da oncotipi altamente ipervascolarizzati (carcinoma papillare o midollare
tiroideo, carcinoma renale, sarcoma di Kaposi) possono presentare caratteristiche semeiologiche sovrapponibili a quanto riscontrabile nel tumore primitivo
[23] (Fig. 63). Analogamente risulta di estremo interesse la ricerca di eventuali
calcificazioni intralesionali, tipica espressione di classici oncotipi quali gli osteosarcomi, i condrosarcomi, i carcinomi tiroidei, ovarici e gastrointestinali [23, 26]
(Fig. 64). Da sottolineare infine come, a livello di "follow-up", la valutazione strutturale del linfonodo rivesta una fondamentale importanza prognostica [90]. In
alcuni tumori (ad esempio le neoplasie testicolari germinali non seminomatose)
la risposta alla chemioterapia comporta infatti la trasformazione "cistica" delle
lesioni adenopatiche retroperitoneali, talora senza riduzione volumetrica o addirittura associata ad un incremento dimensionale [92] (Fig. 17). Tale involuzione
cistica rappresenta l'espressione dell'avvenuta "differenziazione" delle cellule

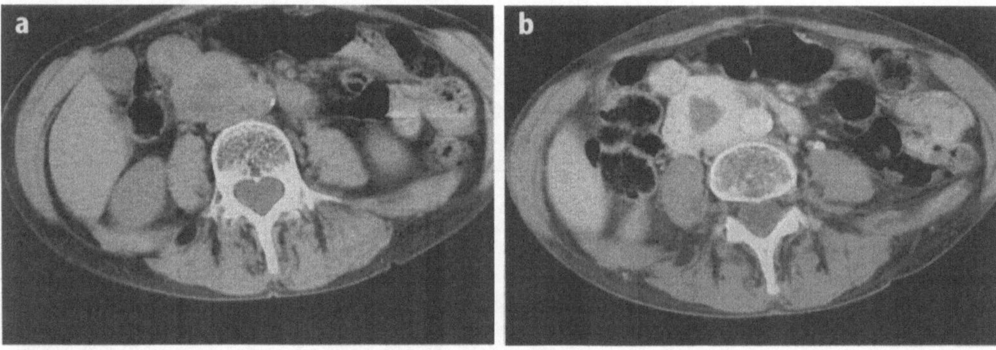

Fig. 63 a,b. Metastasi linfonodale retroperitoneale ipervascolarizzata, da *leiomiosarcoma colico*, con area
di necrosi centrale. **a** Scansione pre-contrastografica; **b** scansione post-contrastografica

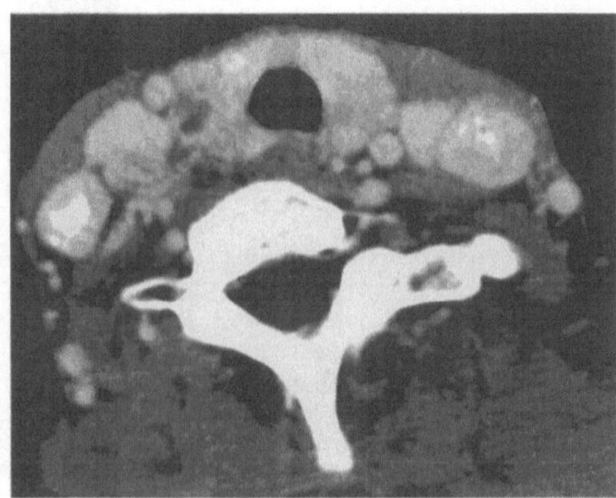

Fig. 64. Metastasi linfonodali con calcificazioni
intralesionali da *carcinoma mucoide gastrico*.
Coesiste metastatizzazione plurifocale della tiroide

neoplastiche in elementi maturi privi di potenzialità maligna. Occorre tuttavia porre grande attenzione nella valutazione di tali lesioni perché la presenza, nell'ambito di una lesione cistica, di noduli o di componenti solide ipervascolarizzate testimonia viceversa un residuo di malattia biologicamente attivo [92].

B. Sedi rare

Nel corso dell'ultimo decennio è divenuto statisticamente significativo il riscontro in vivo di metastasi in sedi differenti da quelle considerate "classiche". Questo è dovuto in parte al sistematico follow-up applicato al paziente affetto da tumore ma anche, per alcuni oncotipi, alla reale aumentata sopravvivenza media dei pazienti [29]. Inoltre, è nostra opinione che i moderni, più aggressivi protocolli terapeutici possano anche mutare, in alcuni casi, le modalità di progressione biologica della malattia tumorale, forse selezionando sottopopolazioni neoplastiche dotate di tropismi selettivi di diffusione metastatica [93]. È stata infatti dimostrata l'elevata instabilità genotipica e fenotipica della popolazione neoplastica proliferante [2]. Questo potrebbe in parte spiegare la ripresa atipica di malattia con metastasi in organi insoliti, talora completamente disgiunte da altre localizzazioni sincrone [23]. La chemioterapia può infatti comportare la remissione parziale o completa per un periodo variabile di tempo; ma in fase di ripresa, questa può essere oltremodo violenta, con la compromissione anche di organi e strutture generalmente non sede di metastasi [93].

Diencefalo

Le metastasi del distretto ipotalamo-ipofisario rappresentano un evento frequente all'indagine autoptica, generalmente in un quadro di disseminazione generalizzata [20]. L'incidenza delle lesioni, focalizzate principalmente all'*ipofisi*, oscilla da valori dell'1-2% (casistiche random) a valori del 9-36% se si prendono in esame casistiche selettive di pazienti affetti da forme disseminate di carcinoma mammario che, unitamente agli istotipi polmonari e renali, rappresentano i tumori primitivi più significativi [94, 95].

Più dell'80% delle lesioni coinvolgono la porzione posteriore della ghiandola, probabilmente in rapporto alla natura arteriosa sistemica della vascolarizzazione (arterie ipofisarie superiori) che favorisce l'impianto in tale distretto degli emboli neoplastici. La porzione anteriore della ghiandola, irrorata principalmente attraverso il sistema portale ipotalamo-ipofisario, è più raramente sede di depositi metastatici [94].

Solo una piccola percentuale delle lesioni (6-10%) è sintomatica e il diabete insipido rappresenta il dato più comune, configurando anche il principale criterio clinico nella diagnosi differenziale nei confronti delle lesioni adenomatose che non si associano mai a tale quadro [95]. Meno frequentemente si associano segni di ipopituitarismo anteriore o disturbi visivi [95]. Clinicamente si tratta di lesioni ad insorgenza e progressione generalmente rapide, contraddistinte da segni, spesso combinati, di deficit ghiandolare e disfunzione dei nervi cranici [94]. Il drenaggio venoso diretto dall'ipofisi al seno cavernoso, sede del III, IV, V e VI nervo cranico, può facilmente spiegare la rapidità della diffusione a tale distretto e la conseguente sintomatologia specifica [7].

L'età (statisticamente più avanzata), l'insorgenza dei sintomi (generalmente più rapida), ma soprattutto l'anamnesi oncologica positiva rappresentano i parametri differenzianti nei confronti delle più comuni lesioni adenomatose i cui aspetti semeiologici possono essere sovrapponibili. Tuttavia la pressoché costante estensione extrasellare, la sproporzione tra le dimensioni della lesione espansiva e l'assenza di alterazioni ossee a livello del pavimento sellare, l'interessamento sincrono del seno cavernoso, segni talora associati a diffusione leptomeningea, rappresentano ulteriori parametri differenzianti nei confronti dell'adenoma [94].

Il quadro TC mostra lesioni generalmente ad estensione intra e sovrasellare o esclusivamente sovrasellare, ipodense, dotate di "contrast enhancement" (Fig. 65), spesso sconfinate al seno cavernoso e associate a localizzazioni intra-assiali sincrone [95].

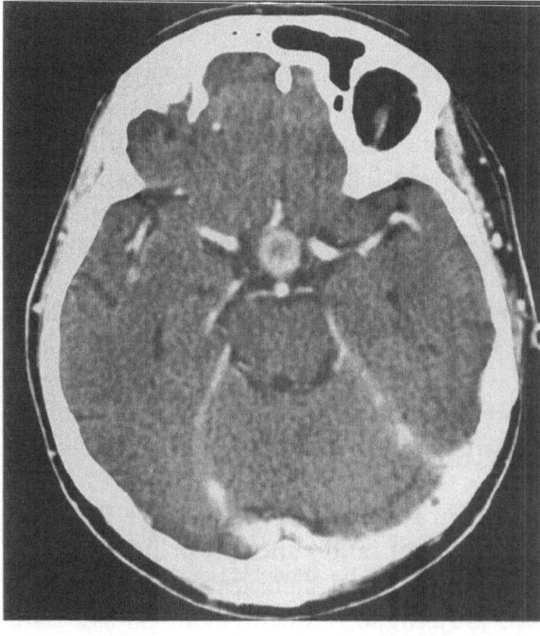

Fig. 65. Metastasi ipofisaria da *carcinoma mammario*

Regione cervico-facciale

L'incidenza di localizzazioni metastatiche in sede cervico-facciale è piuttosto bassa; infatti solo l'1% circa delle lesioni neoplastiche di tale distretto anatomico deriva da un tumore primitivo localizzato caudalmente al piano clavicolare [7]. La maggior parte di tali lesioni è inoltre di tipo *adenopatico*; i tumori del polmone, del rene, della mammella e del tratto gastroenterico rappresentano gli oncotipi maggiormente interessati al fenomeno [1]. Le rare localizzazioni extra-linfonodali possono coinvolgere per diffusione perineurale i *fasci nervosi* o interessare i *seni paranasali* e le *fosse nasali* (tumori del rene, della mammella, del polmone e, più raramente, della prostata e della cute). Il quadro clinico è generalmente aspecifico; fanno eccezione le metastasi a primitività renale che spesso si appalesano mediante epistassi [7].

Nei casi di propagazione a distanza lungo vie preformate costituite dai fasci nervosi, con la TC è possibile dimostrare la presenza di tessuto patologico che oblitera i piani adiposi, allargando o erodendo i canali ossei di contenimento e i forami di passaggio, con possibile coinvolgimento, a seconda della sede neoplastica primitiva, dei crocevia anatomici loco-regionali (cavo di Meckel, fossa pterigo-palatina, seno cavernoso, cavo timpanico) e non infrequente atrofia dei muscoli corrispondenti; è possibile infine la diretta visualizzazione di un cordone neoplastico lungo il decorso del nervo (Fig. 66) [19, 21, 96-98]. Nelle localizzazioni interessanti i seni paranasali e le fosse nasali, le lesioni mostrano invece un aspetto TC infiltrante con densità tipica dei tessuti molli e "minimo enhancement"; fanno eccezione le lesioni a partenza renale frequentemente associate a mucocele secondario e ad alterazioni ossee di tipo osteolitico dello scheletro

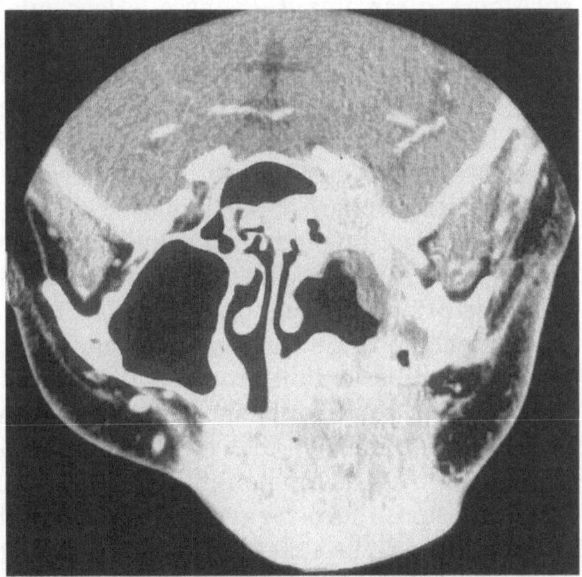

Fig. 66. Diffusione perineurale lungo il canale pterigoideo sinistro ed il forame orbitario inferiore da *carcinoma squamocellulare del palato duro e della cresta alveolare.* (Per gentile concessione della Dott.ssa Sandra Horowitz)

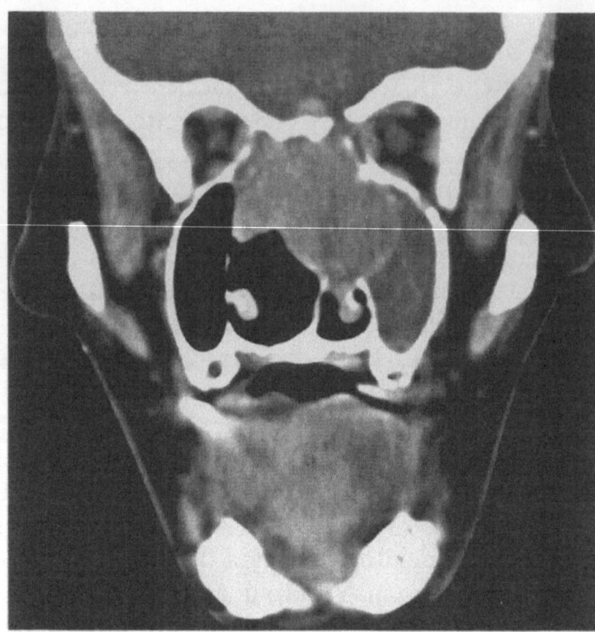

Fig. 67. Voluminosa lesione metastatica "infiltrante", da *carcinoma della mammella*, con tipica densità dei tessuti molli che coinvolge le cavità nasali, erode la parete mediale dell'orbita e sconfina nell'etmoide; coesiste mucocele secondario a sinistra

facciale (Fig. 67). Il carattere plurifocale delle lesioni rappresenta il principale parametro sospetto per la natura metastatica delle stesse.

Le *metastasi orbitarie* hanno un'incidenza variabile tra il 3% e il 12% [99]. Mostrano caratteristiche sostanzialmente differenti nel bambino e nell'adulto. In età pediatrica infatti coinvolgono più spesso la regione retrobulbare e il neuroblastoma, il sarcoma di Ewing e le leucemie sono le forme primitive maggiormente rappresentate; nell'adulto invece sono localizzate in circa il 90% dei casi a livello del globo oculare e in più della metà dei casi la primitività è mammaria (Fig. 68) o polmonare [99]. Anche il carcinoma prostatico metastatizza con una certa frequenza in tale sede attraverso il coinvolgimento osteosclerotico della grande ala dello sfenoide che può determinare la comparsa di una grossolana lesione intra-orbitaria [100]. Il quadro clinico, caratterizzato da proptosi ad insorgenza rapida e oftalmoplegia, simula spesso uno "pseudotumor infiammatorio" che anche semeiologicamente rappresenta, in assenza di grossolane alterazioni ossee, la principale diagnosi alternativa. L'*uvea* e la *porzione posteriore del globo* rappresentano i siti maggiormente coinvolti, attraverso le arterie ciliari posteriori, in caso di lesioni intraconiche. Il quadro TC è caratterizzato da densità delle parti molli e "contrast enhancement" di entità variabile con infiltrazione del bulbo oculare, più o meno in toto, o della componente muscolare extraoculare [100].

Le lesioni extraconiche infine possono coinvolgere la ghiandola lacrimale, il tessuto adiposo loco-regionale o i muscoli extraoculari sotto forma di ispessimenti o masserelle a margini irregolari, di densità disomogenea, talora con infiltrazione delle strutture ossee e/o dei tessuti extraconici [99].

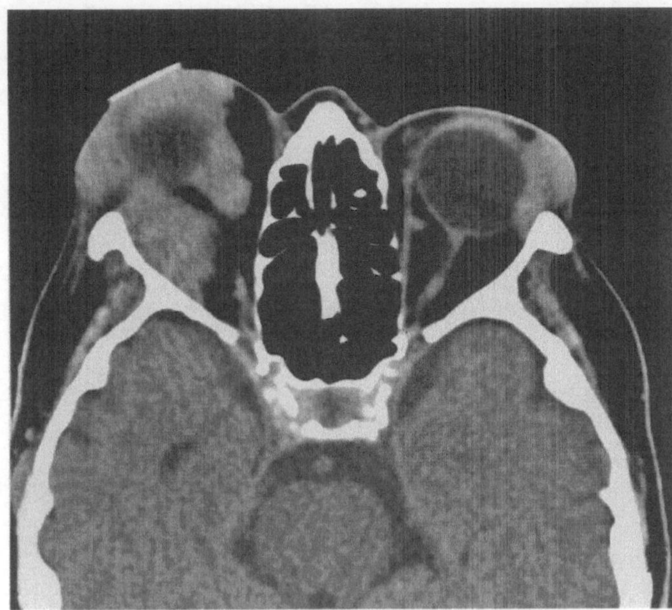

Fig. 68. Diffuse localizzazioni secondarie intra- ed extraconiche,
a destra, da *carcinoma mammario*

A livello viscerale, la tiroide e le ghiandole salivari rappresentano le sedi più interessanti da un punto di vista clinico, stante l'assoluta eccezionalità delle altre localizzazioni loco-regionali (faringe, laringe, lingua, etc.)

Le *metastasi tiroidee* clinicamente evidenti sono piuttosto rare; le principali casistiche segnalano infatti un'incidenza variabile dallo 0.4% al 7.2% con valori medi del 3% circa [101]. Nettamente più elevati sono invece i dati autoptici con incidenza oscillante dal 2% al 24% circa, valori questi significativamente differenti e condizionati dai diversi protocolli anatomopatologici applicati in cui la prevista o meno esplorazione microscopica abituale della ghiandola ne influenza nettamente le percentuali di incidenza [102]. Infatti senza l'analisi microscopica sistematica vengono evidenziate solo le lesioni tiroidee macroscopicamente evidenti che rappresentano invece meno del 40% dell'effettivo coinvolgimento metastatico [102].

I tumori che più frequentemente danno metastasi alla tiroide sono quelli con prevalente disseminazione ematogena come il melanoma (39%), il carcinoma renale (12%), mammario (12%) e polmonare (11%). Meno significative sono le lesioni a partenza da tumori pancreatici e gastrointestinali [20, 103] (Fig. 64).

Si tratta per lo più di metastasi metacrone ad insorgenza dopo intervalli liberi da malattia anche estremamente lunghi (sono riportati in letteratura casi di metastasi insorte a distanza di 10-15 anni dalla diagnosi di neoplasia primitiva, generalmente renale o mammaria).

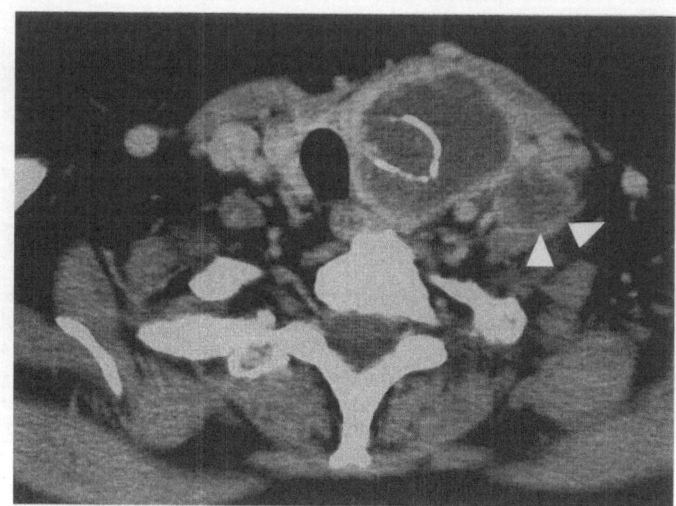

Fig. 69. Voluminosa metastasi tiroidea, da *melanoma*, caratterizzata da struttura ipodensa per fenomeni necrotico-emorragici, moderato rinforzo di parete e calcificazioni intralesionali. Coesiste adenopatia metastatica sincrona (*punte di freccia*)

Clinicamente, quantunque siano stati descritti rari casi di ipo- e ipertiroidismo secondari a localizzazioni metastatiche, la manifestazione più frequente è data dall'insorgenza di una tumefazione focale o diffusa della ghiandola, associata o meno ad interessamento linfonodale loco-regionale, senza tuttavia segni di disfunzione endocrina [102].

I quadri TC, estremamente variabili, mostrano aspetti generalmente pluri o monofocali contraddistinti da disomogenea ipodensità strutturale e moderato rinforzo del contrasto, specie periferico, associati a componenti necrotiche e/o emorragiche più o meno significative [102] (Fig. 69).

Le *metastasi alle ghiandole salivari* coinvolgono generalmente la parotide in rapporto alla presenza di componenti linfonodali intra-ghiandolari che drenano l'orecchio esterno, il cuoio capelluto e parte della faccia. Il melanoma del distretto testa-collo è il tumore primitivo più frequente (80% circa dei casi), seguito dai carcinomi squamosi delle vie aereo-digestive (in particolare della bocca, della base della lingua, del faringe e dei seni paranasali), dai carcinomi mammari, polmonari e renali [104].

Le lesioni, nel cui contesto sono frequentemente presenti aree necrotiche, hanno aspetto solitamente infiltrante e non mostrano caratteri di specificità nei confronti delle più comuni forme neoplastiche primitive; fanno eccezione le metastasi da carcinoma renale e mammario caratterizzate spesso da un significativo "enhancement" [104].

Cuore

Metastasi cardiache si manifestano in percentuali variabili tra il 3.4% ed il 5.7% a seconda delle casistiche riportate in letteratura [20, 65]. Tale frequenza, relativamente bassa, è stata attribuita alla notevole motilità del cuore, alle peculiarità metaboliche del muscolo striato, alla rapidità del flusso ematico coronarico [29, 105].

I carcinomi polmonare, mammario, esofageo, pancreatico, nonché il melanoma (che percentualmente mostra il maggiore tropismo cardiaco), sono i tumori primitivi maggiormente interessati al fenomeno [7, 20, 106]. La via di diffusione è generalmente ematogena, anche se studi recenti hanno enfatizzato il ruolo dei linfatici cardiaci nel processo di colonizzazione [7]. È soprattutto il caso delle lesioni da primitività polmonare o mammaria, ove è statisticamente significativa la presenza di adenopatie sincrone ilari e/o sottocarenali con conseguente diffusione retrograda al distretto cardiaco [8, 106]. L'ostruzione linfatica prodotta dal tumore determina edema interstiziale miocardico e la pressione secondaria che si viene ad esercitare sulle miofibrille può comportare l'insorgenza di uno scompenso cardiaco, evento questo particolarmente frequente nei soggetti affetti da malattia aterosclerotica delle coronarie [105]. Le metastasi cardiache sono solitamente riscontrabili in caso di massiva disseminazione sistemica; solo raramente l'interessamento secondario è limitato al cuore o al pericardio [7].

Le lesioni sono in genere costituite da noduli fissi, multipli, ben delimitati gli uni dagli altri, mentre un'infiltrazione diffusa si osserva generalmente associata alle lesioni sarcomatose [29]. Le metastasi possono coinvolgere il pericardio, il miocardio, l'endocardio, le valvole e le coronarie; la diffusione attraverso le vene cave, le vene polmonari o l'espansione di una lesione miocardica possono determinare la comparsa di una massa intracavitaria in grado di ostacolare il flusso ematico o addirittura provocare una ostruzione valvolare [105]. Tale modalità di diffusione è tipica delle metastasi da tumori renali, epatici o leiomiosarcomi uterini che attraverso la vena cava inferiore possono raggiungere l'atrio destro [29].

Il quadro TC mostra ispessimenti parietali, focali o diffusi, o lesioni endoluminali ipodense (Fig. 70). È frequente l'associazione con versamento intrapericardico, reperto pressochè costante nel caso di primitività del distretto toracico [29].

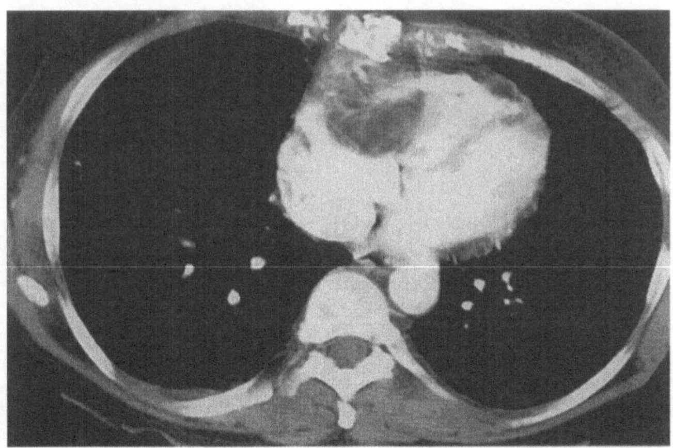

Fig. 70. Metastasi cardiaca endoluminale infiltrante da *melanoma*

Mammella

La mammella è sede rara di metastasi (frequenza autoptica variabile dall'1.2% al
6.6% a seconda che le casistiche considerate includano o meno le localizzazioni
linfomatose e leucemiche) [20]. Si tratta generalmente di una diffusione per via
ematogena o, meno frequentemente, linfatica [7]. Il melanoma è la forma primitiva più frequente (22%), seguito dal carcinoma polmonare (18%), dal carcinoma ovarico (11%), dai sarcomi (8%) [69]. Oltre ai tumori citati, la prostata
rappresenta un significativo sito primitivo di metastasi alla mammella maschile
[107].

Le lesioni sono più spesso solitarie (85%) e monolaterali (75%), superficiali,
con netta predilezione del quadrante supero-esterno, avulse da alterazioni
secondarie a livello cutaneo o da microcalcificazioni [107]. I contorni sono
tendenzialmente arrotondati e netti, senza spiculature periferiche in rapporto
all'assenza di reazione fibrosa [108, 109]. Localizzazioni multiple, bilaterali o
diffuse, sono reperti meno comuni; tipica di tali forme è la crescita molto rapida [110, 111].

Il quadro TC, valutabile facilmente solo in presenza di una mammella in involuzione adiposa, mostra lesioni multiple ipodense, a margini piuttosto netti o
alterazioni focali solitarie prive di caratteri specifici [29] (Fig. 71).

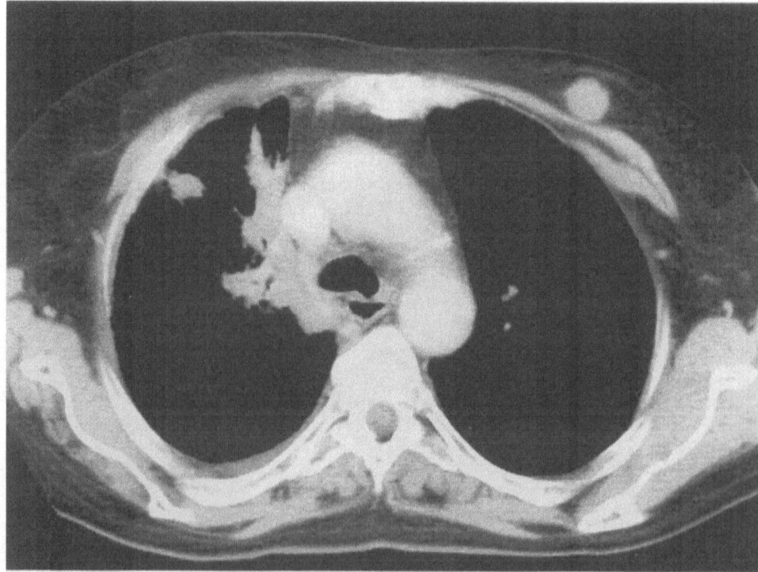

Fig. 71. Metastasi nodulare, a contorni netti e regolari, in sede mammaria sini-stra da *adenocarcino-ma polmonare* ilare destro

Colecisti

La colecisti rappresenta una sede rara di metastatizzazione con percentuali di coinvolgimento variabili tra 1 e 5% a seconda delle casistiche riportate in letteratura [112]. Il melanoma, i carcinomi polmonare, pancreatico, gastrico e renale sono gli istotipi maggiormente interessati al fenomeno [20, 69, 113].

Alle diverse modalità di diffusione, per lo meno nelle fasi iniziali, corrispondono aspetti macroscopici e quindi semeiologici peculiari. La via di colonizzazione più frequente è quella ematogena (soprattutto in caso di melanoma o di tumori polmonari), il che generalmente comporta la presenza di lesioni nodulari multiple o con aspetto polipoide che, nella fase di accrescimento, possono occupare la pressoché completa totalità del lume e simulare un tumore primitivo [7, 114]. Tali lesioni, perfettamente documentabili allo studio colangio-TC, si presentano sotto forma di difetti di riempimento ipodensi adesi alla mucosa [112].

La diffusione per via linfatica si associa frequentemente all'infiltrazione diffusa della parete che appare rigida, ispessita, dotata di debole "enhancement"; il successivo coinvolgimento della mucosa può essere documentato dalla comparsa di un aspetto vegetante endoluminale [7, 112].

La colonizzazione transperitoneale comporta infine un ispessimento focale a carattere nodulare della superficie sierosa, a struttura iso- o lievemente ipodensa (Fig. 72) [7, 112].

Queste ultime metastasi sono asintomatiche, mentre in presenza di un coinvolgimento parietale a tutto spessore o di una componente intraluminale possono insorgere sintomi di tipo colico o infiammatorio acuto.

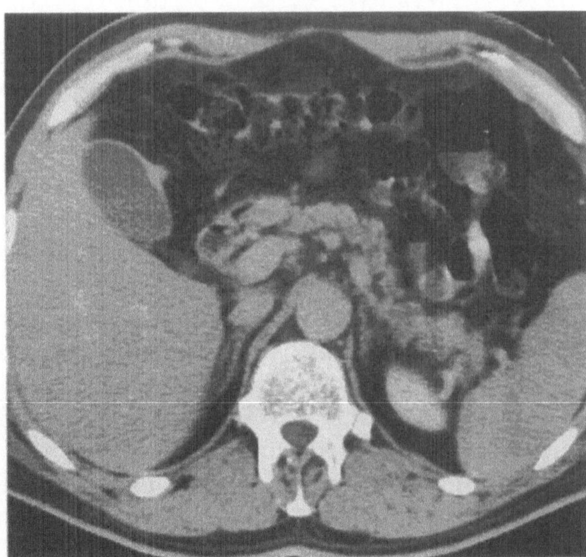

Fig. 72. Ispessimento focale a carattere nodulare della superficie sierosa della colecisti da colonizzazione transperitoneale secondaria a *carcinoma gastrico*

La diagnosi differenziale si pone, nelle forme polipoidi, essenzialmente con i tumori primitivi benigni e maligni (significativa è in tali casi la presenza di calcoli, riscontrabili nel 80-90% dei carcinomi primitivi) mentre le forme infiltranti possono talora simulare una colecistite cronica sclero-atrofica [112].

Pancreas

Le metastasi pancreatiche sono piuttosto infrequenti, con percentuali di coinvolgimento anatomopatologico variabili dal 3% al 37% a seconda che vengano esaminate casistiche oncologiche aspecifiche o studi selettivi nei pazienti deceduti per tumori altamente metastatizzanti come il melanoma, il carcinoma polmonare o mammario [20, 115]. Si tratta di lesioni comunque sottostimate in vivo in rapporto alla frequente negatività dei sintomi clinici (ittero, pancreatite acuta) o degli indici bio-umorali (amilasemia, amilasuria) specificatamente indicativi per danno pancreatico [93]. Oltre agli oncotipi citati, i carcinomi renale, gastrico e colico sono le forme primitive più frequenti [116].

La via di diffusione è generalmente ematogena, anche se non è infrequente la colonizzazione per via linfatica, spesso per diffusione retrograda da parte di adenopatie loco-regionali, o per via transperitoneale [7, 115].

Una complicanza importante è data dalla pancreatite acuta che può talora raggiungere il carattere tipico delle forme necrotico-emorragiche; i meccanismi patogenetici più verosimili nella genesi del fenomeno sono l'ostruzione neoplastica del dotto di Wirsung o la lisi acuta delle cellule tumorali nel caso di concomitante chemioterapia [93, 117, 118].

Il quadro TC può essere ricondotto fondamentalmente a tre aspetti principali (Fig. 73):

- il primo, più tipico, è caratterizzato dalla presenza di numerosi piccoli noduli che possono occasionalmente fondersi in masse più voluminose. La densità dei foci neoplastici è variabile e solitamente correlata al tipo istologico del tumore primitivo, ma, fatta eccezione per gli istotipi ipervascolarizzati che ripropongono la tipica iperdensità strutturale post-contrastografica, il quadro è quello di lesioni ipodense [93, 119];
- il secondo aspetto è determinato dalla presenza di un processo espansivo solitario che altera focalmente l'anatomia dell'organo deformandone il profilo; la struttura è talora disomogenea in rapporto alla più o meno significativa componente necrotica [120].
La sede del tumore giustificherà la presenza di segni e sintomi secondari: nelle localizzazioni cefaliche, ad esempio, si potranno più facilmente determinare ostruzione dei dotti biliari con ittero, successiva ipotrofia del corpo e della coda e dilatazione "a corona di rosario" del dotto di Wirsung. In questo gruppo di pazienti si riscontrerà inoltre con maggior incidenza la comparsa di iperamilasemia, probabilmente in relazione alla distruzione acinare causata dall'ostruzione del flusso nel dotto di Wirsung [93, 117];
- il terzo aspetto, di tipo linfangitico, è dato dal coinvolgimento diffuso del

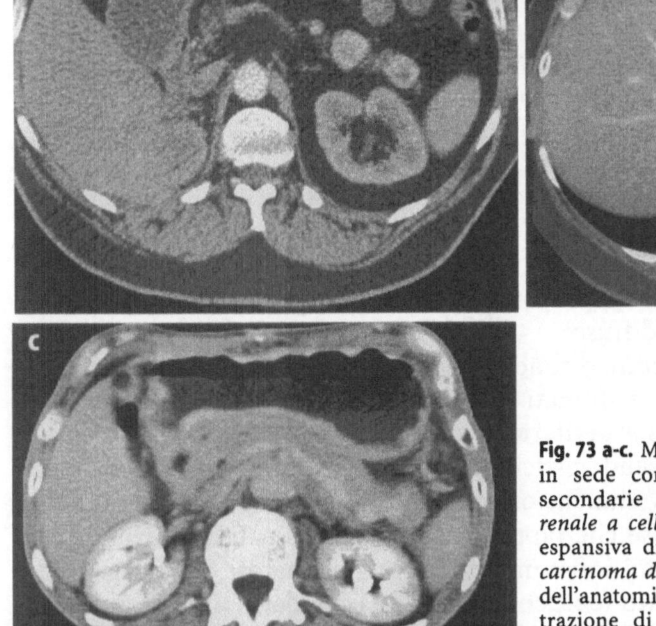
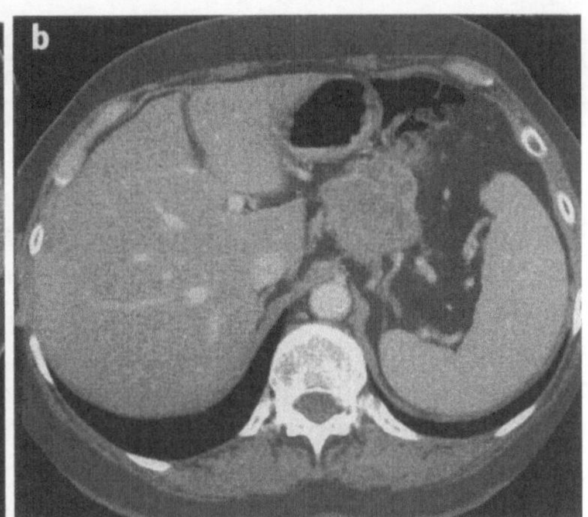

Fig. 73 a-c. Metastasi pancreatiche: in **a** presenza, in sede corporo-caudale, di multiple lesioni secondarie ipervascolarizzate da *carcinoma renale a cellule chiare*; in **b** voluminosa lesione espansiva disomogenea a carico del corpo, da *carcinoma del colon*, con significativa alterazione dell'anatomia della ghiandola; in **c** diffusa infiltrazione di tipo linfangitico del parenchima pancreatico, da *adenocarcinoma del sigma*, con importante reazione desmoplastica secondaria

pancreas che appare aumentato di volume con struttura omogeneamente ipodensa [93]; si manifesta più frequentemente nel caso di metastasi da carcinoma mammario o polmonare ed è caratterizzato da infiltrazione diffusa lungo i setti interlobulari con distruzione di gran parte dei lobuli pancreatici [115].

Questo reperto, simile alle localizzazioni linfomatose, può creare serie difficoltà nella fase diagnostico-differenziale, specialmente se accompagnato da interessamento delle stazioni linfonodali loco-regionali [93].

Piuttosto frequenti infine i falsi negativi legati all'insufficiente risoluzione di contrasto della TC, specie in presenza di piccole lesioni che non alterano il normale profilo ghiandolare. Le scansioni seriate con tecnica dinamica a strato sottile o con acquisizione "spirale" possono migliorare la sensibilità della metodica [115].

Il carcinoma o il linfoma, specie in rapporto al frequente riscontro del secondo tumore primitivo nell'evoluzione clinica del paziente neoplastico, rappresentano le principali diagnosi differenziali [93]. Situazioni di stasi venosa (secondarie ad esempio a compressione adenopatica sulla vena splenica) possono comportare un aumento volumetrico diffuso dell'organo e simulare pertanto un'infiltrazione metastatica del terzo tipo [93].

Milza

Metastasi spleniche si documentano in percentuali variabili dal 7% al 10% dei pazienti deceduti per malattia neoplastica [20, 29, 121, 122]. Generalmente si tratta di una diffusione ematogena tramite l'arteria splenica, anche se è possibile una colonizzazione retrograda attraverso la vena splenica da parte di tumori pancreatici o, in presenza di ipertensione portale, gastrointestinali [7]. Meno comune il coinvolgimento per via linfatica o per disseminazione endoperitoneale [7, 121, 122].

La mammella, il polmone, l'ovaio, lo stomaco, la cute (melanoma), il pancreas, il colon e il fegato sono le sedi primitive maggiormente interessate in un contesto di malattia generalizzata [20, 121, 122].

Macroscopicamente le lesioni possono avere morfologia nodulare, solitaria o multipla, oppure infiltrante diffusa.

L'aspetto TC mostra lesioni rotondeggianti, a contorni netti se di piccole dimensioni o tendenzialmente sfumati se di maggiore diametro, ipodense, talora con necrosi centrale e cercine periferico di "enhancement" [29]. Non sono rari tuttavia gli aspetti cistico-pseudocistici (specie da carcinomi ovarici o da melanoma) [23] che, se di piccole dimensioni, possono essere facilmente confusi con lesioni cistiche o angiomatose che rappresentano le principali diagnosi alternative al pari delle localizzazioni infiammatorie o granulomatose [29] (Fig. 74); di raro riscontro, invece, l'aspetto iperdenso (Fig. 75) secondario ai classici oncotipi ipervascolarizzati. In caso, infine, di lesione solitaria, non esistono validi criteri semeiologici nei confronti delle altre lesioni tumorali (linfoma, angiosarcoma, etc.) [123].

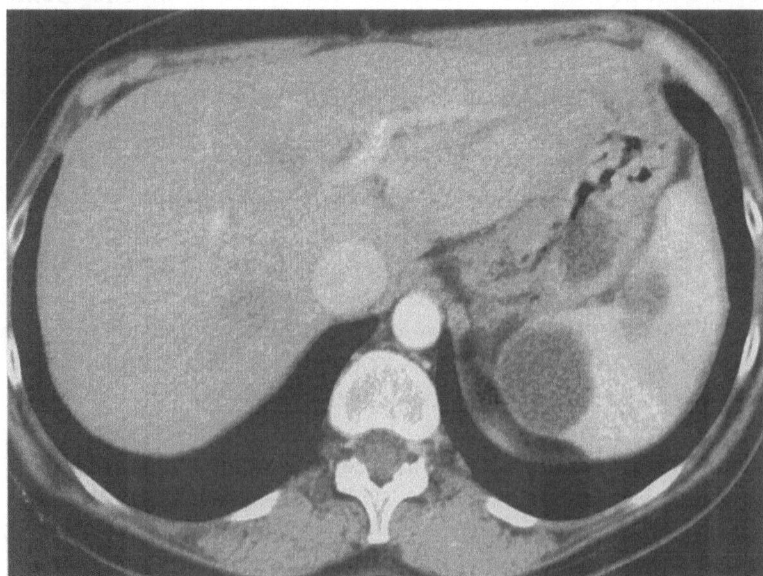

Fig. 74. Metastasi splenica di tipo cistico da *cistoadenocarcinoma sieroso ovarico*

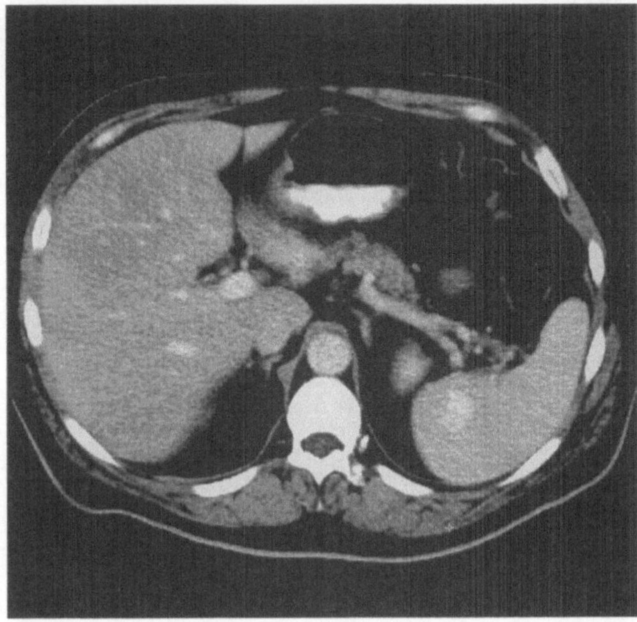

Fig. 75. Metastasi splenica ipervascolarizzata da *carcinoide ileale*

Apparato digerente

Le localizzazioni metastatiche all'apparato digerente rappresentano un evento
piuttosto infrequente in campo oncologico; generalmente si manifestano in fase
avanzata di malattia oppure con caratteristiche metacrone, talora dopo un lungo
intervallo di tempo dalla diagnosi iniziale [124]. La caratterizzazione, in rapporto all'aspecificità o alla scarsa rilevanza dei sintomi, è spesso tardiva e pone
sovente problemi diagnostico-differenziali importanti, specie nei confronti della
corrispondente patologia neoplastica primitiva benigna e maligna o, in pazienti
spesso precedentemente trattati con terapia radiante, di lesioni post-attiniche
[125].

Esiste un sostanziale parallelismo tra le diverse modalità di colonizzazione e
l'aspetto macroscopico (vegetante, intramurale, infiltrante, subsieroso) delle
lesioni, con quadri prevalenti a seconda dello specifico segmento interessato
[124].

La corretta identificazione delle lesioni è subordinata ad una tecnica TC sofi-
sticata in cui i parametri utilizzati (spessore di strato, finestra, tempo di scansione, modalità di somministrazione del mezzo di contrasto), nonché l'adeguata
dilatazione ed opacizzazione del viscere rivestono un ruolo fondamentale [29]. In
tale ottica, in accordo con quanto proposto da Angelelli e Collaboratori [126],
riteniamo che la distensione idrica dello stomaco e del colon garantisca il contrasto più efficace, mentre i mezzi iodati o baritati per os consentono una migliore
e globale opacizzazione dell'esofago e dell'intestino tenue.

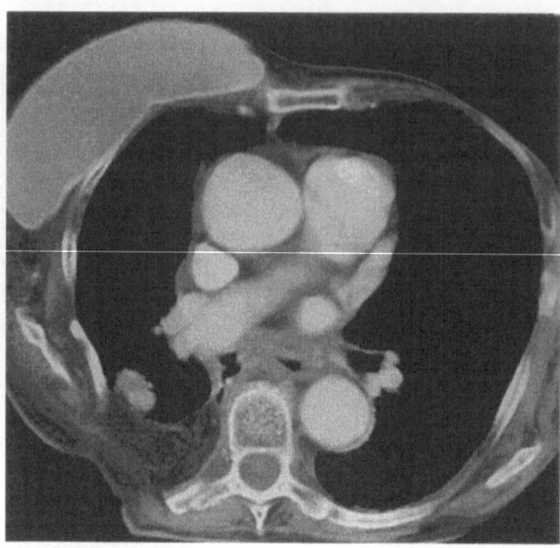

Fig. 76. Irregolare ispessimento parietale dell'esofago in paziente mastectomizzata per *carcinoma mammario* e portatrice di recidiva in esiti di lobectomia inferiore destra per adenocarcinoma polmonare

Esofago

L'esofago rappresenta la sede più rara di metastatizzazione con percentuali valutabili tra lo 0.6% ed il 3% circa [20, 29, 127]. La colonizzazione avviene sostanzialmente per via linfatica [14]; i carcinomi mammario, polmonare e, in minor misura, i tumori tiroidei e gastrici sono gli oncotipi primitivi maggiormente interessati [7, 124, 127, 128]. La disfagia, spesso ad insorgenza improvvisa, è il sintomo pressoché costantemente presente [125].

Le lesioni, proprio in rapporto alle modalità di diffusione, sono più frequentemente di tipo infiltrante o a localizzazione subsierosa, con massima incidenza al terzo medio dell'organo, livello ove maggiori sono le connessioni linfatiche [124].

Il quadro TC è pertanto contraddistinto da un irregolare ispessimento parietale associato spesso ad altri segni di malattia mediastinica quali adenopatie, carcinosi e fibrosi [29, 124] (Fig. 76).

La diffusione transdiaframmatica, osservabile specie nei tumori dello stomaco o dei lobi inferiori polmonari, comporta una stenosi anulare del terzo inferiore [127].

Le metastasi ematogene, rare e pressoché costantemente secondarie a melanoma, determinano generalmente lesioni multiple con aspetti vegetanti o intramurali; la complicanza ulcerativa è meno frequente rispetto ai distretti gastrico ed intestinale [29, 125].

La diagnosi differenziale si pone sostanzialmente con le forme post-attiniche (soprattutto nelle pazienti trattate per carcinoma mammario); meno frequentemente con l'esofagite peptica ed i tumori primitivi maligni e benigni [124].

Stomaco

Sede piuttosto rara di metastasi in studi autoptici aspecifici (0.7% circa), lo stomaco mostra percentuali di interessamento piuttosto elevate (8-26% circa) in casistiche oncologiche selezionate [20, 124]. Il melanoma, i carcinomi mammario e polmonare sono i principali tumori primitivi fonte di metastasi; l'epatocarcinoma, i tumori del distretto testa-collo e il chorioncarcinoma rappresentano ulteriori, meno comuni, istotipi primitivi [7, 125, 129].

Dolore addominale diffuso, nausea, vomito, profonda astenia e sanguinamento (sia importante, sotto forma di ematemesi, sia modesto con conseguente quadro di anemia sideropenica) sono i sintomi più rappresentativi [124, 129].

La via ematogena (soprattutto in caso di melanoma o carcinoma polmonare) è la più frequente [7]. Le localizzazioni, sottomucose, sono generalmente multiple e tendono a svilupparsi sia a livello endoluminale sia subsieroso [125]. L'interessamento mucoso comporta aspetti talora ombelicati o a occhio di bue, per necrosi ed ulcerazione centrale, con prevalente aspetto vegetante [129].

Il quadro "linfangitico", tipico dei tumori mammari, determina invece un'infiltrazione parietale diffusa (pseudolinite plastica) [7, 20]; la lesione, primitivamente sottomucosa per la massiva embolizzazione neoplastica del letto capillare e linfatico, si estende successivamente a tutta la parete [7, 29]. Ne risulta un viscere rigido, di aspetto tubulare, con spicule marginali multiple in rapporto alla trazione epiploica [124]; non infrequente è l'evoluzione in senso stenotico, focalizzata particolarmente a livello antrale [130].

Piuttosto rari sono infine il coinvolgimento transperitoneale diretto, attraverso il legamento gastrocolico e il mesentere, da parte di tumori del colon sinistro o la diffusione per via linfatica di tumori esofagei o dei lobi polmonari inferiori [7, 29, 79]. In entrambi i casi l'aspetto sarà quello di lesioni a prevalente componente subsierosa o infiltrante [124].

Il quadro TC è caratterizzato nella pseudolinite plastica da infiltrati ipodensi diffusi e dotati di scarso "enhancement", generalmente estesi a tutto il viscere, talora con segni di sconfinamento extrasieroso [130, 131]; da lesioni vegetanti, solitarie o multiple, o da aspecifici ispessimenti parietali negli altri casi [131, 132] (Fig. 77).

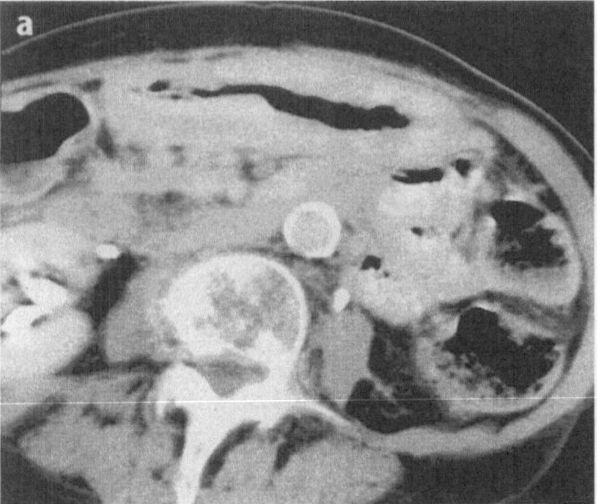
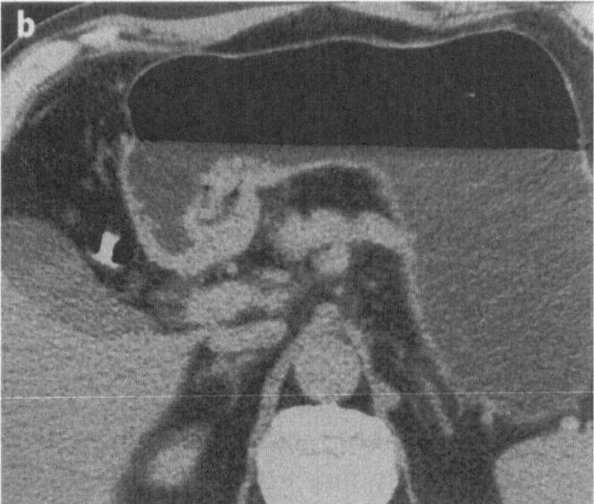

Fig. 77 a,b. In **a** pseudolinite plastica da *carcinoma mammario*: diffuso ispessimento parietale con tenue ipodensità strutturale che coinvolge tutto il viscere marcatamente "rigido". In **b** lesioni secondarie di aspetto vegetante con aree di necrosi centrale da *leiomiosarcoma retroperitoneale*

La diagnosi differenziale si pone sostanzialmente con il linfoma, il carcinoma e il sarcoma di Kaposi nelle forme linfangitiche [29, 75]; con il linfoma, il sarcoma di Kaposi, il carcinoide, i polipi adenomatosi nelle forme plurinodulari [75, 124, 132]; con i tumori mesenchimali (leiomioma e neurofibroma), il carcinoide, il pancreas ectopico, il carcinoma e il linfoma nelle forme vegetanti solitarie [29, 75, 129, 131, 132].

Tenue

Nonostante la difficoltosa valutazione del carattere diretto o secondario della colonizzazione, le neoplasie pelviche (ovariche, uterine, coliche) sono percentualmente le fonti principali di lesioni secondarie al tenue [7, 20, 125]. La diffusione transperitoneale diretta, attraverso i foglietti e le fasce di sostegno, è tipica delle forme poco differenziate, altamente aggressive, che metastatizzano con modalità infiltranti colonizzando progressivamente l'architettura peritoneale (mesentere, mesocolon, etc.) [79, 124, 125].

Rara è la diffusione linfatica diretta da parte di tumori extra-distrettuali alla cui genesi concorre probabilmente un'inversione di flusso nell'ambito di stazioni linfonodali coinvolte da embolizzazione retrograda [17, 10, 80].

Molto comune, specie in caso di carcinoma ovarico, è invece la colonizzazione per insemenzamento con quadro di carcinosi peritoneale secondaria [17].

Frequente è anche la diffusione per via ematica, soprattutto da melanoma (il tenue rappresenta infatti il principale organo bersaglio delle metastasi ematogene di tale tumore – 33% circa –) [7, 45, 69, 124]; i carcinomi mammari, polmonari, renali e colici sono istotipi primitivi che altrettanto frequentemente metastatizzano con tale modalità [20, 124, 133].

Le lesioni, ad iniziale localizzazione sottomucosa, tendono ad espandersi verso la mucosa con aspetti polipoidi ed ulcerati [124]. La crescita endoluminale rende ragione dell'alta incidenza di invaginazioni [124, 134]. Comuni, specie nelle metastasi da melanoma o da carcinoma renale, sono gli aspetti emorragici [69, 135].

Il quadro clinico, sostanzialmente aspecifico e paucisintomatico, è dominato dai segni del sanguinamento cronico [125]; in caso invece di lesioni voluminose o di invaginazione è presente una sindrome occlusiva [124]. La perforazione infine rappresenta una complicanza poco comune [136].

La TC rispecchia i relativi quadri macroscopici (Fig. 78): *aspetto vegetante* intraluminale caratterizzato da difetti di riempimento di densità tissutale nel contesto di un segmento intestinale opacizzato dal mezzo di contrasto orale [29, 124]; *aspetto ulcerato* con classico quadro di "plus in minus" o francamente *cavitato* [125, 137]; *ispessimenti parietali* a carattere pseudonodulare, segmentari (alternanza di segmenti stenotici e di segmenti dilatati) o diffusi con rigidità e angolazione delle anse in rapporto all'infiltrazione mesenterica (reperto particolarmente frequente a livello delle ultime anse ileali) [15, 125, 135]; *localizzazioni sierose* sotto forma di irregolarità marginali superficiali o di macrolesioni a prevalente sviluppo estrinseco associate a segni di carcinosi quali l'ascite, l'interessamento dei foglietti e dei mesi peritoneali, le adenopatie mesenteriche [77, 124].

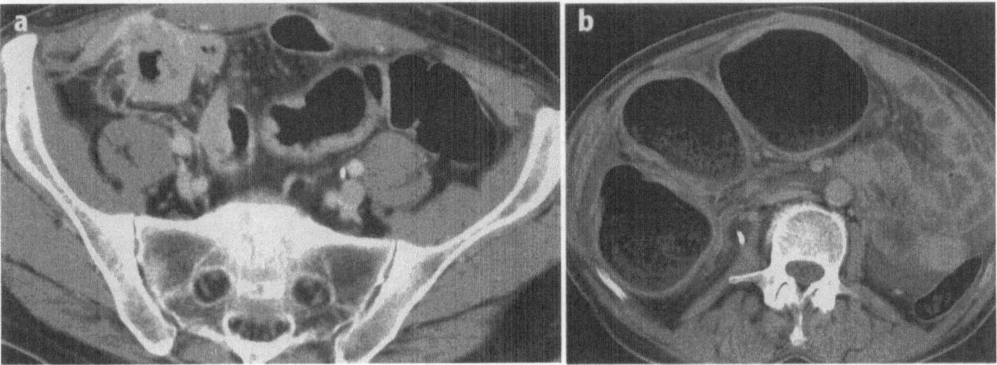

Fig. 78 a,b. Metastasi del tenue da *carcinoma ovarico*. In **a** ispessimento parietale diffuso; in **b** interessamento delle superfici sierose delle anse intestinali, con ileo secondario, caratterizzate da irregolarità ed ispessimento delle pareti viscerali

La diagnosi differenziale si pone sostanzialmente con i corrispondenti quadri di neoplasie primitive, soprattutto il linfoma, le complicanze post-attiniche e l'endometriosi [15, 29, 75]. Nei casi infine di lesioni a genesi ematogena, l'assenza di una significativa risposta desmoplastica con obliterazione del tessuto adiposo mesenterico può consentire la differenziazione con il carcinoide ed il carcinoma di tipo scirroso [69, 124, 137].

Colon

L'incidenza delle lesioni oscilla attorno all'1% [20]; il cieco e il colon trasverso sono le principali sedi di coinvolgimento secondario ed i tumori pelvici, in particolare ovarici e prostatici, rappresentano le fonti primitive più comuni [124].

La diffusione diretta attraverso le fasce ed i foglietti peritoneali è il principale meccanismo patogenetico di colonizzazione [1, 7]: in tal modo i tumori gastrici e pancreatici raggiungono il colon trasverso rispettivamente attraverso il legamento gastrocolico e il mesocolon, le neoplasie del rene sinistro il colon discendente, i tumori pelvici il colon trasverso attraverso il grande omento, etc. [10, 15, 80, 138]. Ne derivano lesioni con prevalente quadro di tipo infiltrante associate o meno ad espansione subsierosa [124].

La colonizzazione per insemenzamento è particolarmente frequente a livello del sigma, principale organo bersaglio delle metastasi a partenza ovarica [7, 124, 125].

Meno significative sono le metastasi ematogene che mostrano caratteristiche eziologiche ed aspetti macroscopici comuni alle corrispondenti forme dell'intestino tenue [29, 124].

Il quadro clinico, particolarmente insidioso, è sostanzialmente privo di specificità, con rari fatti acuti e prevalenti condizioni asintomatiche; il dolore rappresenta comunque il dato più significativo, specie nelle forme conclamate di interessamento peritoneale [124].

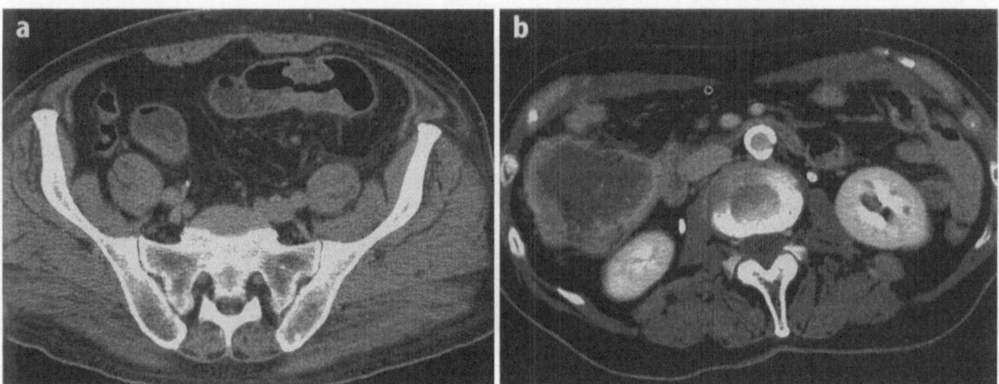

Fig. 79 a,b. Metastasi coliche da *melanoma*. **a** Aspetto vegetante; **b** ispessimento parietale a tutto spessore con diffusione extrasierosa

Gli aspetti TC non si discostano dai classici quadri (vegetante, ispessimento parietale, localizzazioni sierose) precedentemente descritti [15, 29, 124] (Fig. 79).

È particolarmente frequente il coinvolgimento delle pareti sigmoidee in caso di carcinosi a partenza ovarica con aspetto non distinguibile da un tumore primitivo sconfinato al mesosigma [77]. Anche lesioni infiammatorie ("pseudotumor" in corso di divercolite) o post-attiniche possono talora comportare difficoltà interpretative [124].

Rene

Il rene rappresenta una sede statisticamente significativa di metastasi con frequenza autoptica variabile dal 2% al 20% a seconda delle casistiche riportate in letteratura [20, 139]. In ordine decrescente il polmone, la mammella, lo stomaco, il pancreas, il colon, il rene, l'esofago sono le sedi primitive maggiormente interessate al fenomeno [7, 20, 139]. Il melanoma, che percentualmente metastatizza al rene con la frequenza più alta (37%), rappresenta, in rapporto alla minore incidenza della neoplasia, solo il 2% di tutte le metastasi renali di diagnosi autoptica [140].

La via di diffusione è generalmente ematogena con localizzazione preferenziale a livello corticale [7]; in taluni casi, specie in presenza di un interessamento dello spazio perirenale, è stata ipotizzata una propagazione per via linfatica attraverso i linfonodi intercostali, iuxta-vertebrali e para-aortici [141].

Il coinvolgimento è bilaterale e plurifocale con piccole lesioni del diametro inferiore a 2 cm [140]; non infrequente tuttavia (neoplasie coliche) l'unilateralità del reperto con dimensioni talora cospicue [29].

Il riscontro di metastasi renali è spesso associato ad altre localizzazioni a testimonianza di uno stato generalizzato di malattia e, a seconda degli istotipi primitivi, fegato, polmoni, surreni e linfonodi rappresentano le sedi di più frequente coinvolgimento sincrono [20, 139].

Sul piano clinico si tratta di lesioni generalmente asintomatiche o associate a segni aspecifici o scarsamente significativi (dolori lombari, ematuria, più spesso microscopica, raramente proteinuria) [140].

Il quadro TC, estremamente polimorfo, è riconducibile sostanzialmente a sette differenti aspetti (Figg. 80, 81):

- lesioni multiple e bilaterali, generalmente di piccole dimensioni (5-15 mm), ipodense e dotate di debole "contrast enhancement" [139];
- lesioni uniche, spesso voluminose, con densità di tipo necrotico-colliquativo ed a contorni sfumati (reperto frequente nelle metastasi da carcinoma colico) [139];
- lesioni uniche, di dimensioni variabili, con aspetto di tipo solido relativamente omogeneo ed a contorni netti e ben definiti, talora lievemente iperdense allo studio basale [29];
- lesioni associate a interessamento dello spazio perirenale caratterizzate da un quadro di tipo espansivo, morfologicamente variabile, con infiltrazione ed

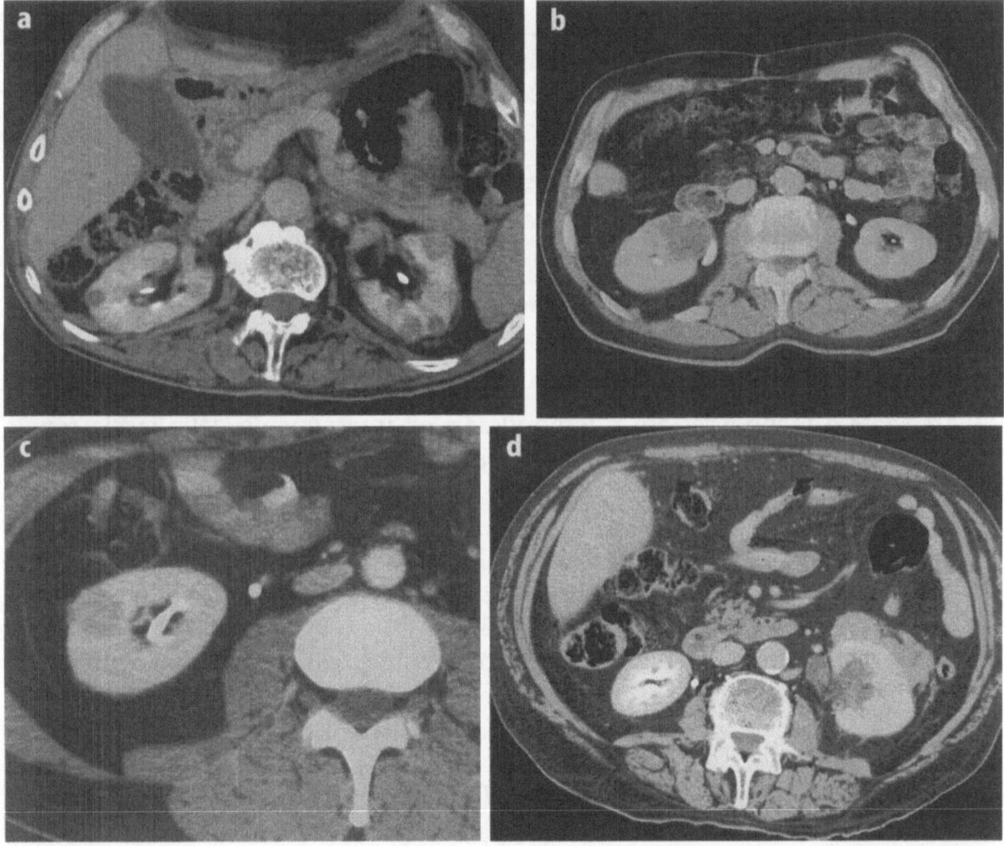

Fig. 80 a-d. Metastasi renali. In **a** multiple e bilaterali lesioni nodulari ipodense da *adenocarcinoma polmonare*; in **b** lesione unica con densità di tipo necrotico-colliquativo, da *carcinoma bifocale della valvola ileo-cecale e del sigma*; in **c** lesione solitaria, tenuemente disomogenea, in esiti di nefrectomia controlaterale per *adenocarcinoma a cellule chiare*; in **d** interessamento perirenale di tipo nodulare da *carcinoma polmonare*

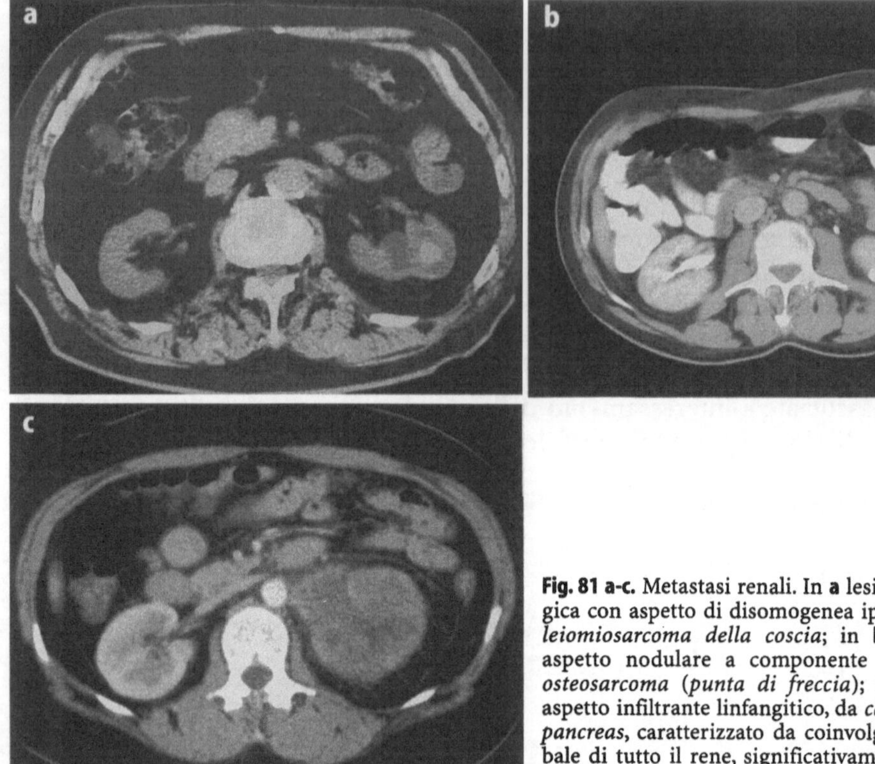

Fig. 81 a-c. Metastasi renali. In **a** lesione emorragica con aspetto di disomogenea iperdensità da *leiomiosarcoma della coscia*; in **b** lesione di aspetto nodulare a componente calcifica da *osteosarcoma* (*punta di freccia*); in **c** diffuso aspetto infiltrante linfangitico, da *carcinoma del pancreas*, caratterizzato da coinvolgimento globale di tutto il rene, significativamente aumentato di volume ed a struttura prevalentemente ipodensa

obliterazione del tessuto adiposo perirenale o da strie curvilinee iperdense associate o meno a lesioni micronodulari ed ispessimento della fascia renale (aspetto riscontrabile con maggiore frequenza nelle metastasi da melanoma) [140, 141];

- lesioni emorragiche, tipiche degli istotipi ipervascolarizzati, con aspetto di disomogenea iperdensità strutturale all'esame TC diretto e modico "contrast enhancement" *a livello* o francamente *pseudocistico* in rapporto allo stadio più o meno recente del sanguinamento [139];
- lesioni a componente calcifica (osteosarcoma, condrosarcoma, carcinomi mucinosi o papillari), centrale, di aspetto nodulare plurifocale, generalmente associato ad una componente necrotica, lamellare o periferica a "guscio d'uovo" [26, 140];
- lesioni con aspetto infiltrante diffuso, linfangitico, caratterizzate da coinvolgimento globale di tutto il rene che appare aumentato di volume ed a struttura ipodensa [29, 140].

La diagnosi differenziale si pone con le cisti e con gli esiti ischemici (in rapporto all'associazione di sindromi coagulopatiche di tipo paraneoplastico) nel caso di lesioni plurime di piccole dimensioni [29]; con i linfomi e con le localizzazioni carcinomatose sincrone nel caso di lesioni macronodulari bilaterali; con i tumori benigni (oncocitoma, leiomioma, angiomiolipoma a prevalente componente mioide) e maligni (carcinoma, sarcoma, linfoma) nelle lesioni solitarie monolaterali [75, 140]; con patologie infiammatorie quali la pancreatite acuta o le lesioni flogistico-ascessuali retroperitoneali, con i traumi associati a complicanze emorragiche, con i linfomi, con i circoli collaterali venosi o linfatici, nel caso di interessamento del tessuto adiposo perirenale [75, 139, 141]; con il carcinoma primitivo o con le cisti a pareti calcifiche in caso di componenti amorfe intralesionali [140].

Uretere e vescica

Le *metastasi ureterali* sono molto rare e solitamente di riscontro autoptico nel contesto di una disseminazione diffusa [20]. I carcinomi mammario (soprattutto nella variante lobulare), colico e il melanoma sono i tumori primitivi più frequenti [7, 29, 142].

Il quadro TC è contraddistinto da ispessimento parietale a carattere segmentario con ureteronefrosi a monte. Sono stati descritti casi di urinomi secondari [29, 142].

Le *metastasi vescicali* sono generalmente l'espressione della diffusione linfatica di neoplasie del distretto pelvico, in particolare colico e prostatico [7, 20, 80]. Si tratta nella maggior parte dei casi di lesioni con aspetto infiltrante, non distinguibili da tumori primitivi in fase avanzata (Fig. 82). Forme disseminate, contraddistinte da quadri polipoidi a localizzazione vegetante, sono spesso secondarie a melanoma [29, 45].

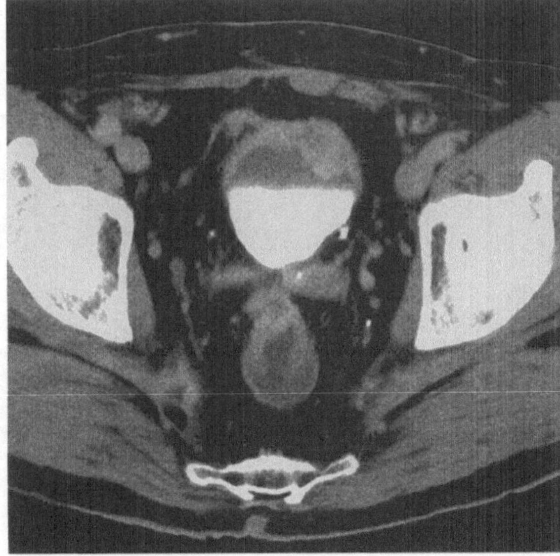

Fig. 82. Diffuso interessamento secondario, di tipo infiltrante e vegetante, della parete anteriore e anterolaterale sinistra della vescica da *adenocarcinoma del retto*

Apparato genitale femminile

L'*ovaio* è l'unica sede statisticamente significativa di metastasi (circa il 30% della totalità dei tumori ovarici maligni) [20, 143]. La diagnosi spesso non è agevole in rapporto alla difficile differenziazione con le corrispondenti forme primitive e al fatto che non infrequentemente i sintomi legati alle metastasi precedono quelli della lesione d'origine [143].

La via di propagazione è sostanzialmente linfatica per le neoplasie del distretto pelvico (soprattutto uterine), mentre per i tumori localizzati a distanza l'insemenzamento endoperitoneale e la diffusione ematogena rappresentano le modalità preferenziali di colonizzazione [7].

In ordine decrescente, i carcinomi colici, gastrici, mammari, pancreatici, colecistici, polmonari e il melanoma sono gli oncotipi primitivi più frequenti [7, 20, 143].

Si tratta di lesioni generalmente bilaterali, voluminose, di aspetto solido più o meno disomogeneo (più frequente nelle metastasi a partenza gastrica), dotate di "enhancement" variabile (misto per sovrapposte complicanze necrotiche o prevalentemente cistico), caratterizzate da sepimentazioni e protrusioni papillari endolesionali, pareti ispessite ed ipervascolarizzate (soprattutto in caso di tumori colici) [20, 144]. Sono stati descritti casi di lesioni a componente calcifica secondarie a neoplasie mucino-secernenti gastrointestinali [145] (Fig. 83).

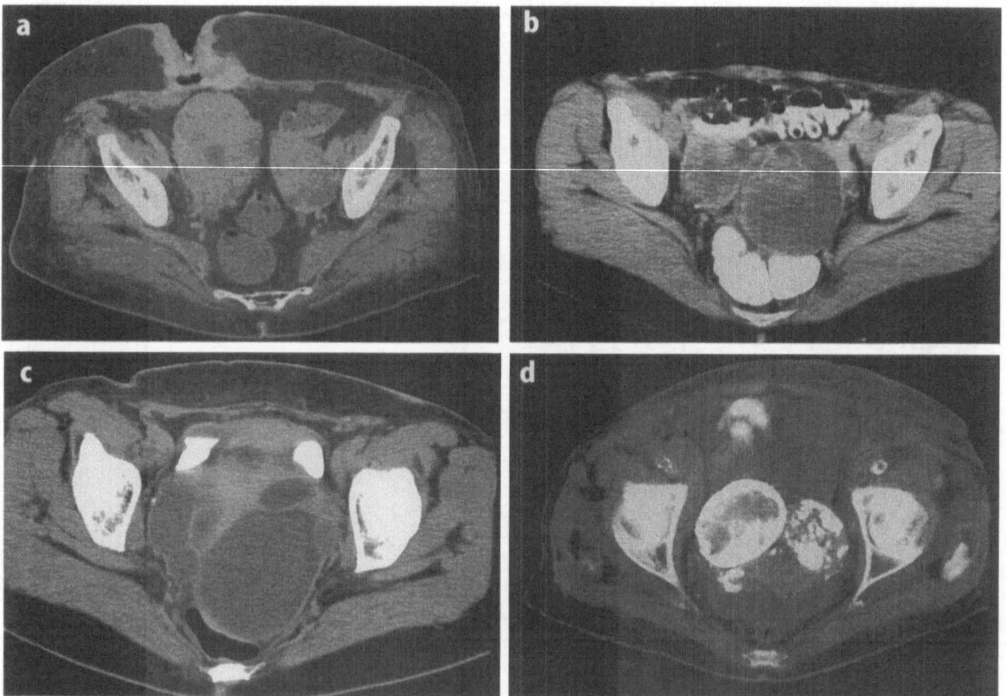

Fig. 83 a-d. Metastasi ovariche, da *carcinoma del colon*, di aspetto solido e disomogeneo per presenza di fenomeni necrotici **a**; di tipo misto solido-cistico **b** o francamente cistico pluriconcamerato **c**; prevalentemente calcifiche **d**

La *vagina* rappresenta, per incidenza, la seconda sede di metastasi a partenza da tumori sia genitali sia extragenitali [143]. Le neoplasie ovariche, coliche e rettali sono le fonti primitive più frequenti, generalmente attraverso una colonizzazione linfatica [7, 20]. Seguono i tumori renali che, in caso di ostruzione della vena renale sinistra, possono determinare un'embolizzazione retrograda del plesso utero-vaginale, attraverso la vena ovarica, con conseguente metastasi solitaria a livello vaginale [1]. Il quadro TC comporterà lesioni focali ipodense, prive di caratteri specifici [29].

Sono infine decisamente infrequenti, se si escludono i fenomeni di metastatizzazione intragenitale e la non rara possibilità, per alcuni oncotipi, di localizzazioni sincrone pluriv009iscerali, le metastasi a livello dell'*utero*, delle *tube* e della *vulva* [7, 143].

Si tratta generalmente di una propagazione per via linfatica da parte di tumori colici e rettali che simulano, specie in caso di localizzazione endometriale, una lesione primitiva [29, 80, 143]. Molto rare, e comunque limitate a forme di malattia disseminata, sono le localizzazioni ematogene da melanoma, carcinomi polmonare e mammario [45, 143].

Apparato genitale maschile

La colonizzazione secondaria agli organi genitali maschili è un fenomeno decisamente infrequente [7]. La *prostata* e le *vescichette seminali* sono infatti molto raramente sede di metastasi [146]. Si tratta generalmente di una diffusione per via linfatica o venosa da parte di tumori del distretto pelvico, in particolare del sigmaretto e della vescica [7, 146]. Le lesioni sono generalmente voluminose, di aspetto infiltrante, prive di caratteristiche morfostrutturali specifiche (Fig. 84) [29, 146].

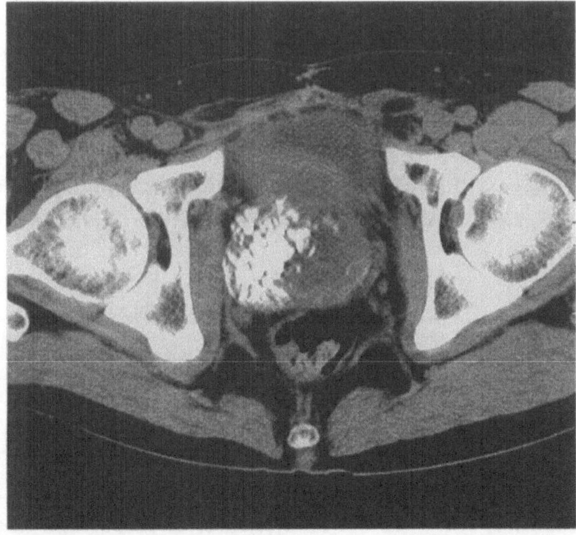

Fig. 84. Grossolana colonizzazione secondaria di tipo calcifico della prostata da *adenocarcinoma mucinoso del sigma*

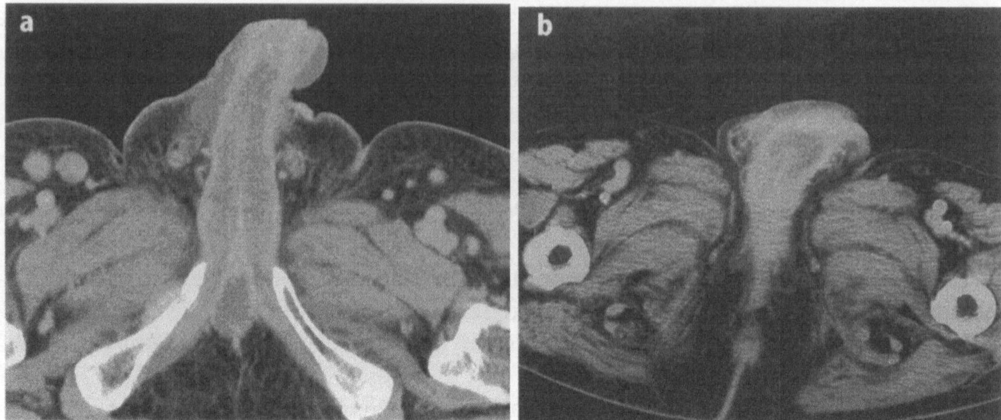

Fig. 85 a,b. In **a** metastasi peniena da *carcinoma del sigma*: i corpi cavernosi appaiono diffusamente infiltrati con struttura ipodensa. In **b** metastasi peniena da *carcinoma del sigma*: presenza di lesione focale a carattere nodulare, ipodensa ed a contorni sfumati, in paziente portatore di malattia di La Peyronie

Più frequenti sono le metastasi del *pene*; i carcinomi prostatico, renale e polmonare, oltre le sedi primitive citate, possono rappresentare gli istotipi d'origine [20, 147]. La via di diffusione è generalmente linfatica o per propagazione venosa retrograda in caso di neoplasie genito-urinarie o del tratto digestivo [7]. Più rara e limitata ai tumori extra-distrettuali è la genesi ematogena per via arteriosa [147]. Le lesioni interessano prevalentemente i corpi cavernosi con priapismo secondario, spesso asimmetrico per il coinvolgimento predominante monolaterale [147]. L'infiltrazione dei corpi spongiosi e dell'uretra può comportare iniziale ematuria e disuria [148]. È abbastanza frequente la presenza di lesioni cutanee sincrone in sede inguinale o pubica. L'aspetto TC è quello di ipodensità diffusa o a carattere nodulare del segmento interessato [29] (Fig. 85).

Le rarissime metastasi del *testicolo*, fonte di diffusione ematogena, sono generalmente secondarie a carcinomi polmonare e prostatico o melanoma [20, 45]. Le lesioni, di aspetto plurinodulare o infiltrante diffuso, sono generalmente bilaterali [149]. Frequente è l'associazione con idrocele.

Similmente a quanto descritto a livello vaginale, è possibile la diffusione embolica venosa retrograda da tumori renali con trombosi neoplastica della vena renale sinistra che possono metastatizzare all'*epididimo* o al *cordone spermatico* attraverso il plesso pampiniforme [1].

Tessuti molli

Le localizzazioni metastatiche ai tessuti molli rappresentano un evento piuttosto infrequente [20]; sia il muscolo striato sia il tessuto sottocutaneo, nonostante il volume percentualmente preponderante, sono infatti relativamente refrattari alla colonizzazione neoplastica che spesso rappresenta una diffusione retrograda per via linfatica da lesioni contigue [7, 29]. In particolare per ciò che riguarda le metastasi muscolari, l'attività contrattile, le variazioni locali del pH, l'accumulo di acido lattico ed altri metaboliti, la temperatura locale e la pressione ematica intramuscolare sono probabilmente alla base di tale relativa refrattarietà [150, 151].

Le *metastasi muscolari* rappresentano un evento piuttosto raro anche se probabilmente la loro incidenza è sottostimata in rapporto alla mancata valutazione sistematica del muscolo in fase autoptica; sono generalmente secondarie a tumori colici, polmonari, mammari, renali o a melanoma [20], con localizzazioni preferenziali al diaframma, al distretto ileo-psoas, alla regione glutea, ai muscoli retti, dorsali e della parete toracica [29, 150].

L'aspetto TC è caratterizzato dall'aumento volumetrico del ventre muscolare associato a ipodensità strutturale diffusa o focale, talora con aspetti francamente necrotici, ben delimitabili dal tessuto circostante solo dopo la somministrazione del mezzo di contrasto iodato [150]. Meno comune l'aspetto ipervascolarizzato delle lesioni (Fig. 86) e possibile l'involuzione calcifica, specie nel caso di tumori gastrointestinali mucino-secernenti [29] (Fig. 87). I sarcomi primitivi rappresentano la principale diagnosi alternativa.

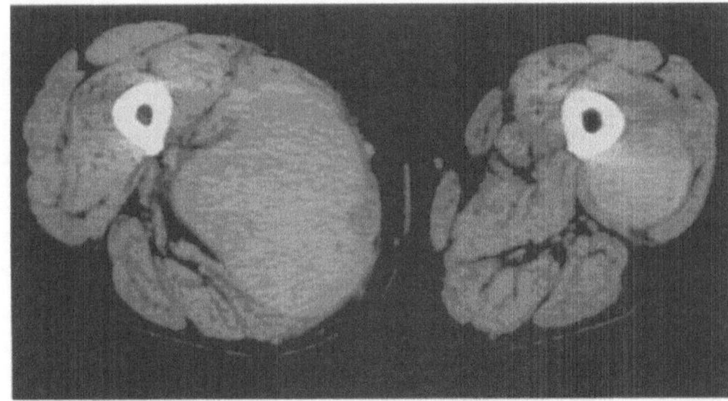

Fig. 86. Metastasi muscolari bilaterali da *adenocarcinoma mucoide del polmone*: lesioni del muscolo vasto laterale a sinistra e della loggia degli adduttori a destra, a struttura disomogenea, con evidente "contrast enhancement"

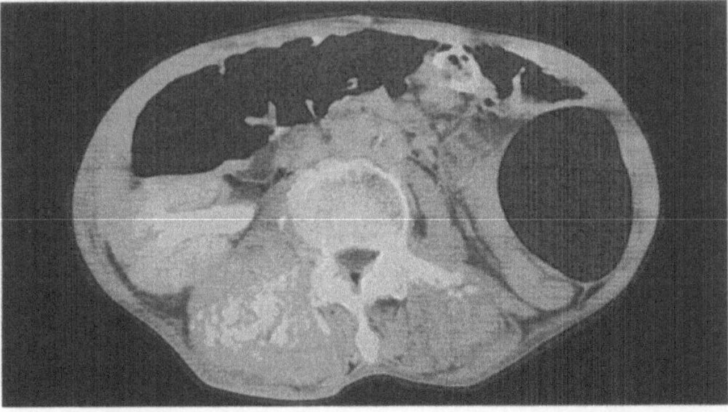

Fig. 87. Involuzione calcifica metastatica dei muscoli multifido e lunghissimo del dorso da *carcinoma mucoide colico*

Le *metastasi sottocutanee* hanno viceversa una genesi prevalentemente emato-gena, anche se non è infrequente la diffusione per via linfatica [7, 152]. Il mela-noma, i carcinomi mammario, polmonare e renale sono gli oncotipi più frequen-temente interessati [20, 152] (Figg. 88, 89).

L'elevato contrasto tra la densità necrotico-tissutale dei noduli ed i valori fran-camente adiposi del grasso sottocutaneo rende agevole la dimostrazione delle lesioni [153]. L'eventuale diagnosi differenziale si pone sostanzialmente con le cisti sebacee e in tale ottica il dato topografico della localizzazione (in prossimità del piano cutaneo le prime, generalmente meno superficiali le metastasi) può risultare dirimente [152].

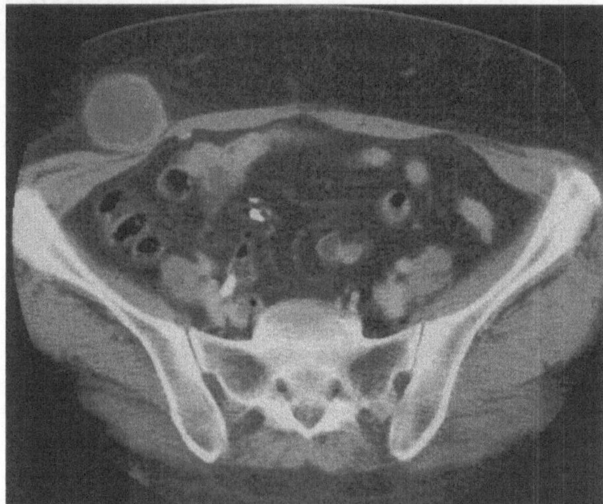

Fig. 88. Metastasi sottocutanea da *melanoma*

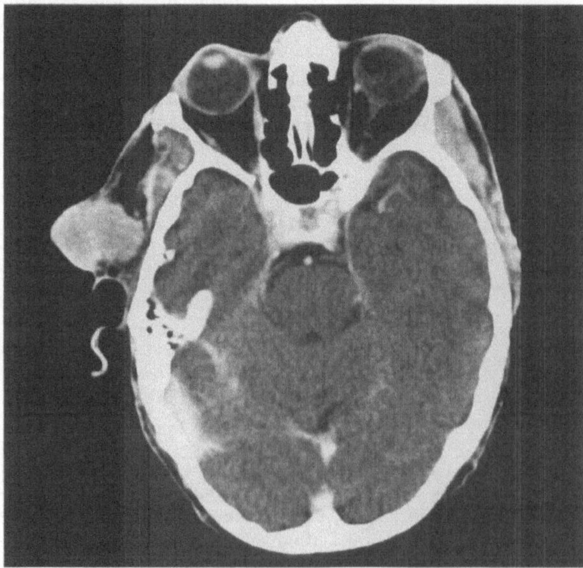

Fig. 89. Metastasi sottocutanea nodulare ipervascolarizzata da *melanoma*, localiz-zata in sede preauricolare e temporale destra

Appendice I
Metastasi bizzarre

Secondo la definizione di Wheelock [154], vengono definite bizzarre quelle metastasi localizzate a livello di organi displasici, malformati o comunque affetti da patologia concomitante (Fig. 85b, 90-92).

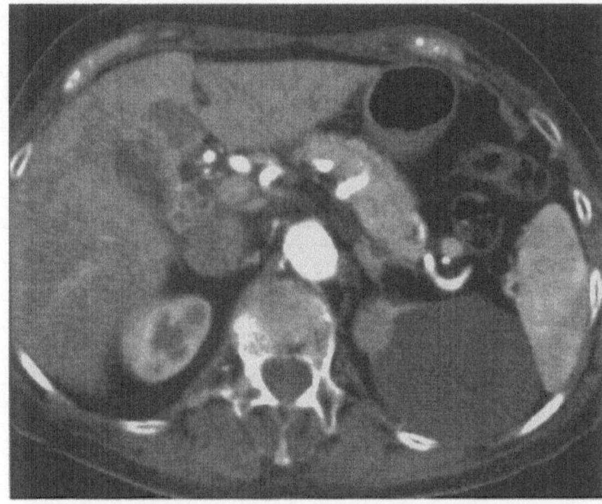

Fig. 90 Metastasi renale polare superiore sinistra da carcinoma polmonare a piccole cellule. Coesiste voluminosa cisti sierosa omolaterale

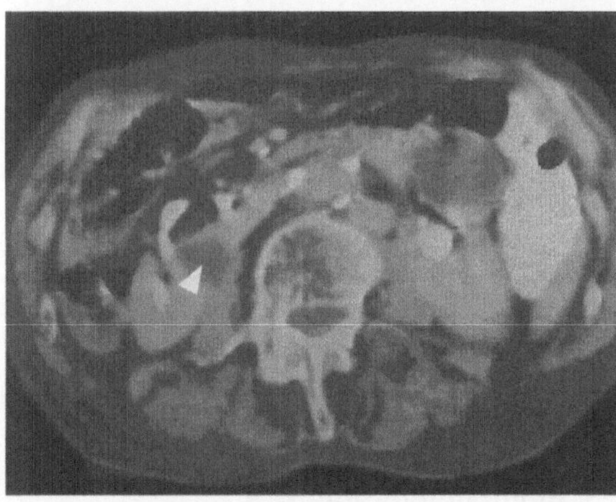

Fig. 91 Metastasi necrotica (*punta di freccia*) da carcinoma polmonare a grandi cellule in "rene a ferro di cavallo". Coesiste cisti sierosa a sinistra

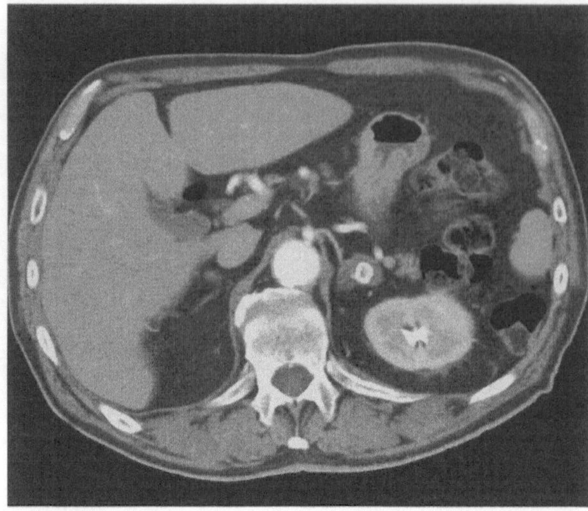

Fig. 92. Metastasi calcifica, da *adenocarcinoma mucinoso del colon*, in paziente portatore di adenoma surrenalico sinistro

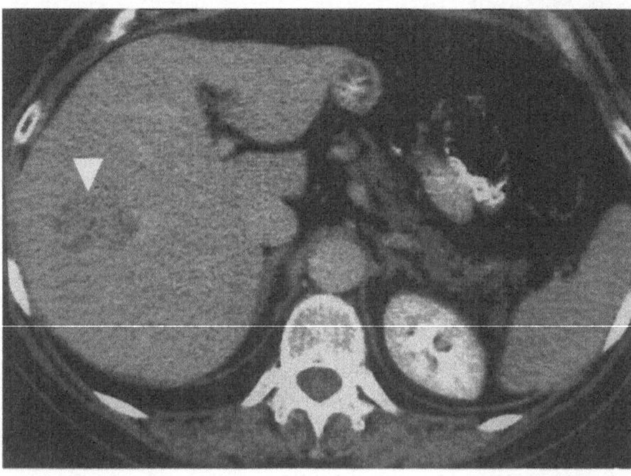

Fig. 93. Metastasi epatica (*punta di freccia*) da *adenocarcinoma colico* in cirrosi

Anche se più frequentemente in tale categoria rientrano casi che costituiscono una curiosità diagnostica, esistono tuttavia situazioni in cui la presenza di una patologia di base può complicare o ritardare la diagnosi. È il caso, ad esempio, della cirrosi epatica, in cui uno studio anatomopatologico [155], basato su una doppia casistica italiana e giapponese di pazienti oncologici, ha documentato la presenza di lesioni metastatiche, talora di origine sconosciuta, nel 15%-20% dei casi (Fig. 93). Ne deriva la necessità di non escludere mai la possibile natura metastatica di lesioni focali identificate durante la stadiazione o il follow-up del paziente cirrotico, soprattutto in presenza di una semeiologia sospetta a carico di altri distretti anatomici (specie gastrointestinali) o di markers tumorali indicativi [29].

Appendice II
Tavole di diagnostica differenziale

L'analisi TC del tipo di alterazione e la correlazione di tali reperti con la storia clinica e con i dati ricavati dalle indagini laboratoristiche rappresentano le premesse fondamentali per un corretto inquadramento del paziente oncologico. Partendo da queste premesse abbiamo tentato di ideare delle tavole sinottiche di uso pratico quotidiano in grado di supportare l'approccio alla diagnostica differenziale delle metastasi.

In ciascuna tavola, partendo dalla sede della singola lesione, si addiviene, correlando tale parametro all'aspetto morfostrutturale della lesione ed alle eventuali localizzazioni sincrone, alla formulazione dell'oncotipo primitivo di particolare interesse soprattutto nei casi di lesione primitiva non nota. A completamento di ciascuna tavola sono state infine inserite delle tabelle con la finalità di correlare alcuni parametri semeiologici (caratteristiche strutturali e/o morfologiche) ad oncotipi specifici. La necessità di contenere il capitolo in dimensioni ragionevoli ha indotto a considerare unicamente le principali sedi di metastatizzazione (fegato, polmone, encefalo, osso) ed a limitare la valutazione alla sola patologia neoplastica, compito reso comunque quanto mai arduo dalla variegata molteplicità, propria degli oncotipi primitivi, nell'estrinsecarsi in diversi organi ed apparati con aspetti quanto mai diversificati.

SEDE ANATOMICA DI COLONIZZAZIONE NEOPLASTICA

TAVOLA 1

FEGATO

MORFOLOGIA	STRUTTURA	SEDI SINCRONE	TUMORE PRIMITIVO
> MACRONODULARE	• PSEUDOCISTICA • IPODENSA CON CERCINE PERIFERICO DI CONTRAST ENHANCEMENT • CALCIFICA • IPERVASCOLARIZZATA	LINFONODI para-aortici mesenterici PERITONEO (ascite/carcinosi) OVAIO SURRENE POLMONE	_COLON_
> MICRONODULARE	• IPODENSA CON CERCINE PERIFERICO DI CONTRAST ENHANCEMENT • CALCIFICA	LINFONODI lig. gastroepatico celiaci PERITONEO (ascite/carcinosi) OVAIO POLMONE (linfagite)	_STOMACO_

MORFOLOGIA	STRUTTURA	SEDI SINCRONE	TUMORE PRIMITIVO
> MICRONODULARE	• IPODENSA CON CERCINE PERIFERICO DI CONTRAST ENHANCEMENT • PSEUDOCISTICA	LINFONODI celiaci ilo epatico para-aortici PERITONEO (ascite/carcinosi) SURRENE POLMONE PLEURA	*PANCREAS ESOCRINO*
> MICRONODULARE	• IPERVASCOLARIZZATA • CALCIFICA	LINFONODI celiaci ilo epatico para-aortici PERITONEO (ascite/carcinosi) SURRENE POLMONE PLEURA	*PANCREAS ENDOCRINO*

continua

FEGATO *seguito*

MORFOLOGIA	*STRUTTURA*	*SEDI SINCRONE*	*TUMORE PRIMITIVO*
> MACRONODULARE	• IPODENSA CON CERCINE PERIFERICO DI CONTRAST ENHANCEMENT • PSEUDOCISTICA	LINFONODI mediastino-ilari OSSO SURRENE PLEURA ENCEFALO RENE	*POLMONE*
> MACRONODULARE	• IPODENSA CON CERCINE PERIFERICO DI CONTRAST ENHANCEMENT • PSEUDOCISTICA	LINFONODI ilo epatico celiaci PERITONEO (carcinosi/ascite) POLMONE	*COLECISTI*
> MICRONODULARE	• IPERVASCOLARIZZATA E/O EMORRAGICA • CALCIFICA	MILZA POLMONE INTESTINO ENCEFALO	*MELANOMA*

CARATTERISTICHE STRUTTURALI DELLE METASTASI EPATICHE

CALCIFICHE	IPERVASCOLARIZZATE EMORRAGICHE	CISTICHE PSEUDOCISTICHE
• CARCINOMA MUCINOSO GASTROINTESTINALE	• CARCINOMA RENE	• CARCINOMA OVARICO
• CARCINOMA OVARICO SIERO-PAPILLIFERO O ENDOMETRIOIDE	• CARCINOIDE	• CARCINOMA COLON
• OSTEOSARCOMA	• CARCINOMA COLON	• SARCOMA
• CONDROSARCOMA	• CARCINOMA MAMMELLA	• CARCINOMA MAMMELLA
• CARCINOMA PANCREAS ENDOCRINO	• MELANOMA	• CARCINOMA PANCREAS
• MELANOMA	• CARCINOMA PANCREAS ENDOCRINO	• CARCINOMA POLMONE
• MESOTELIOMA	• SARCOMA	• CARCINOMA COLECISTI
• NEUROBLASTOMA	• LEIOMIOSARCOMA	
• CARCINOMA MIDOLLARE TIROIDE	• FEOCROMOCITOMA	
• CARCINOMA POLMONE		

TAVOLA 2

POLMONE

MORFOLOGIA	STRUTTURA	SEDI SINCRONE	TUMORE PRIMITIVO
MICRONODULARE MACRONODULARE	EMORRAGICA	OSSO V. RENALE (trombosi) V. CAVA (trombosi) ATRIO DX (trombosi) ENDOBRONCHIALE SURRENE ENCEFALO	*RENE*
MICRONODULARE	ESCAVATA	LINFONODI REGIONALI PLEURA (versamento pleurico)	*TESTA-COLLO*
MACRONODULARE SOLITARIA	PSEUDOCISTICA CALCIFICA	FEGATO LINFONODI para-aortici mesenterici	*COLON*

MORFOLOGIA	STRUTTURA	SEDI SINCRONE	TUMORE PRIMITIVO
MACRONODULARE	NON SPECIFICA	LINFONODI retroperitoneali	*TESTICOLO*
MICRONODULARE	NON SPECIFICA	LINFONODI mediastinici PLEURA (versamento pleurico) OSSO FEGATO	*MAMMELLA*
MICRONODULARE	CALCIFICA	OSSO	*OSSO*

continua

CARATTERISTICHE STRUTTURALI DELLE METASTASI POLMONARI

CALCIFICHE	*ESCAVATE*
• OSTEOSARCOMA • CONDROSARCOMA • CARCINOMA MUCINOSO E PAPILLARE GASTROINTESTINALE • CARCINOMA MUCINOSO E PAPILLARE OVARICO • CARCINOMA MIDOLLARE TIROIDE • EVOLUZIONE POST-TERAPIA	• CARCINOMA A CELLULE SQUAMOSE DEL DISTRETTO TESTA-COLLO • CARCINOMA A CELLULE SQUAMOSE DEL DISTRETTO GENITO-URINARIO • SARCOMA

CARATTERISTICHE MORFOLOGICHE DELLE METASTASI POLMONARI

NODULO SOLITARIO	QUADRO MACRONODULARE	QUADRO LINFANGITICO	QUADRO MICRONODULARE MILIARICO
• CARCINOMA COLON	• CARCINOMA RENE	• CARCINOMA POLMONE	• CARCINOMA TIROIDE
• MELANOMA	• TM. DI WILMS	• CARCINOMA MAMMELLA	• CHORIONCARCINOMA
• SARCOMA	• CARCINOMA TESTICOLO	• CARCINOMA STOMACO	• MELANOMA
	• SARCOMA OSSEO	• CARCINOMA PANCREAS	• CARCINOMA MAMMELLA
	• CARCINOMA MAMMELLA	• CARCINOMA COLON	• SARCOMA
	• CARCINOMA UTERO	• CARCINOMA COLLO UTERO	• CARCINOMA RENE
	• MELANOMA	• CARCINOMA TIROIDE	• CARCINOMA STOMACO
	• SARCOMA TESSUTI MOLLI		

TAVOLA 3

ENCEFALO

MORFOLOGIA	STRUTTURA	SEDI SINCRONE	TUMORE PRIMITIVO
NODULARE (> SEDE SOVRA-TENTORIALE)	ANULARE OMOGENEA	SURRENE OSSA FEGATO LINFONODI toracici	*POLMONE*
NODULARE (> SEDE SOTTO-TENTORIALE)	> EMORRAGICA	OSSA POLMONE	*RENE*
• NODULARE A CONTORNI NETTI • NODULARE A CONTORNI IRREGOLARI (> SEDE SOVRA-TENTORIALE)	> EMORRAGICA	PLURIVISCERALI DIFFUSE polmone; fegato; osso; intestino; surrene	*MELANOMA*
NODULARE (> SEDE SOVRA-TENTORIALE (< MENINGEO)	ANULARE OMOGENEA	OSSA FEGATO POLMONE	*MAMMELLA*

CARATTERISTICHE STRUTTURALI DELLE METASTASI CEREBRALI

EMORRAGICHE	*CALCIFICHE*	*CISTICHE PSEUDOCISTICHE*
• MELANOMA	• CARCINOMA MUCINOSO GASTROINTESTINALE	• CARCINOMA POLMONE
• CARCINOMA RENE	• CARCINOMA PAPILLIFERO O ENDOMETRIOIDE OVARICO	• CARCINOMA OVAIO
• CARCINOMA MAMMELLA	• OSTEOSARCOMA	• CARCINOMA COLON
• CHORIONCARCINOMA	• CONDROSARCOMA	• CARCINOMA MAMMELLA (specie dopo terapia)
• CARCINOMA TIROIDE	• MELANOMA	
• CARCINOMA POLMONE	• CARCINOMA MIDOLLARE TIROIDE	

TAVOLA 4

OSSO

MORFOLOGIA	*STRUTTURA*	*SEDI SINCRONE*	*TUMORE PRIMITIVO*
NON SPECIFICA infrequente reazione periostale raro interessamento dei tessuti molli *SEDE PIU' FREQUENTE* scheletro pelvico vertebre lombari epifisi prossimale femore metafisi prossimale femore	OSTEOBLASTICA diffusa > focale	LINFONODI pelvici	**PROSTATA**
NON SPECIFICA espansione dell'osso con frequente interessamento dei tessuti molli *SEDE UBIQUITARIA*	OSTEOLITICA	POLMONE SURRENE FEGATO LINFONODI REGIONALI	**RENE**

MORFOLOGIA	STRUTTURA	SEDI SINCRONE	TUMORE PRIMITIVO
NON SPECIFICA generalmente non espansiva *SEDE PIU' FREQUENTE* rachide scheletro pelvico femore	OSTEOLITICA	SURRENE ENCEFALO FEGATO LINFONODI mediastinici	*POLMONE*
NON SPECIFICA frequenti fratture patologiche ed interessamento dei tessuti molli *SEDE PIU' FREQUENTE* rachide coste bacino	OSTEOLITICA OSTEOBLASTICA (rara)	POLMONE PLEURA LINFONODI mediastinici FEGATO	*MAMMELLA*
NON SPECIFICA frequente espansione dell'osso *SEDE UBIQUITARIA*	OSTEOLITICA	POLMONE LINFONODI REGIONALI	*TIROIDE*

continua

CARATTERISTICHE STRUTTURALI DELLE METASTASI OSSEE

OSTEOBLASTICHE	*OSTEOLITICHE*	*MISTE*
• CARCINOMA PROSTATA	• CARCINOMA POLMONE	• CARCINOMA MAMMELLA
• CARCINOMA MAMMELLA	• CARCINOMA MAMMELLA	• CARCINOMA PROSTATA
• LINFOMA	• CARCINOMA RENE	• LINFOMA
• CARCINOIDE	• CARCINOMA TIROIDE	
• CARCINOMA MUCINOSO GASTROINTESTINALE	• CARCINOMA VESCICA	
• CARCINOMA PANCREAS	• CARCINOMA COLON	
• NEUROBLASTOMA	• CARCINOMA FEGATO	
• MEDULLOBLASTOMA	• COLANGIOCARCINOMA	
	• NEUROBLASTOMA	
	• SARCOMA EWING	
	• OSTEOSARCOMA	

Bibliografia

1. Morgan-Parkes JH (1995) Metastases: mechanisms, pathways, and cascades. AJR 164:1075-1082
2. MacDonald NJ, Steeg PA (1993) Molecular basis of tumour metastasis. Cancer Surv 16:175-199
3. Nicolson GL (1993) Paracrine and autocrine growt mechanisms in tumor metastasis to specific sites with particular emphasis on brain and lung metastasis. Cancer Metastasis Rev 12:325-343
4. Liotta LA, Steeg PS, Stetler-Stevenson WG (1991) Cancer metastasis and angiogenesis: an imbalance of positive and negative regulation. Cell 64:327-336
5. Weiss L (1985) Metastatic patterns. In: Weiss L (ed) Principles of metastasis. Academic Press, London
6. Spremulli EN, Dexter DL (1983) Human tumor cell heterogeneity and metastasis. J Clin Oncol 8:496-509
7. Willis RA (1975) The spread of tumors in the human body. Butterworths, New York
8. Verschakelen JA, De Leyn P, Bogaert J, Baert AL (1996) Oncology imaging: nodal spread-intrathoracic nodes. Eur Radiol 6:251-261
9. Delorme S, van Kaick G (1996) Imaging of abdominal nodal spread in malignant disease. Eur Radiol 6:262-274
10. Park JM, Charnsangavej C, Yoshimitsu K, Herron DH, Robinson TJ, Wallace S (1994) Pathways of nodal metastasis from pelvic tumors: CT demonstration. Radiographics 14:1309-1321
11. Johkoh T, Ikezoe J, Tomiyama N, Nagareda T, Kohno N, Takeuchi N, Yamagami H, Kido S, Takashima S, Arisawa J, Kozuka T (1992) CT findings in lymphangitic carcinomatosis of the lung: correlation with histologic findings and pulmonary tests. AJR 158:1217-1222
12. Herold CJ, Bankier AA, Fleischmann D (1996) Lung metastases. Eur Radiol 6:596-606
13. Spencer H (1977) Pathology of the lung (excluding pulmonary tubercolosis). Pergamon Press, New York, pp 999-1010
14. Steiner H, Lammer J, Hackl A (1984) Lymphatic metastases to the esophagus. Gastrointest Radiol 9:1-4
15. Howell EJ, de Lange EE, Friedson Jr HF (1990) Linitis plastica of the colon: computed tomography findings. Gastrointest Radiol 15:69-71
16. Itoh T, Itoh H, Konishi J (1991) Lymphangitic liver metastasis: radiologic-pathologic correlations. J Comput Assist Tomogr 13:401-404
17. Wertheim I, Fleischacker D, McLachlin CM, Rice LW, Berkowittz RS, Goff BA (1994) Pseudomyxoma peritonei: a review of 23 cases. Obstet Gynecol 84:17-21
18. Seshul MB, Coulam CM (1981) Pseudomyxoma peritonei: computed tomography and sonography. AJR 136: 803-806
19. Caldemeyer KS, Mathews VP, Righi PD, Smith RR (1988) Imaging features and clinical significance of perineural spread or extension of head and neck tumors. Radiographics 18:97-110

20. Abrams HL, Spiro R, Goldstein N (1950) Metastases in carcinoma: analysis of 1000 autopsied cases. Cancer 3:74-85
21. Majoie CBLM, Hulsmans F-JH, Castelijns JA, Walter A, Bras J, Peeters FLM (1993) Perineural tumor extension of facial malignant melanoma: CT and MRI. J Comput Assist Tomogr 17:973-975
22. Gaeta M, Volta S, Scribano E, Loria G, Vallone A, Pandolfo I (1996) Air-space pattern in lung metastasis from adenocarcinoma of the GI tract. J Comput Assist Tomogr 20:300-304
23. Ferrozzi F, Bova D, de Chiara F, Campodonico F, Bassi P (1995) CT of secondary neoplasms. Unusual Structural features. A pictorial essay. Clin Imaging 19:131-137
24. Wooten WB, Bernardino ME, Goldstein HM (1978) Computed tomography of necrotic hepatic metastases. AJR 131:839-842
25. O'Neill BP, Buckner JC, Coffey RJ, Dinapoli RP, Shaw EG (1994) Brain metastatic lesions. Mayo Clin Proc 69:1062-1068
26. Ferrozzi F, Rossi A (1991) Aspects tomodensitometriques des metastases à forme calcifiante. A propos de 40 cas. J Rad 72:305-312
27. van Zanten TEG, Golding RP, Taets van Amerongen AHM (1987) Osteosarcoma with calcific mediastinal lymphadenopathy. Pediatr Radiol 17:258-259
28. Maile CW, Rodan BA, Godwin JD, Chen JTT, Ravin CE Calcification in pulmonary metastases. Br J Radiol 55:108-113
29. Ferrozzi F, Campani R, Garlaschi G (1997) La tomografia computerizzata nello studio delle metastasi: aspetti e sedi inusuali. Radiol Med 94:233-246
30. Ferenczy A, Talens M, Zoghby M, Hussain SS (1977) Ultrastructural studies on the morphogenesis of psammoma bodies in ovarian serous neoplasia. Cancer 39:2451-2459
31. Bernardino ME, Green B (1979) Ultrasonographic evaluation of chemotherapeutic response in hepatic metastases. Radiology 133:437-441
32. Chaudhuri MR. (1970) Cavitary pulmonary metastases. Thorax 25:375-381
33. Zornoza J, Goldstein HM (1977) Cavitating metastases of the small intestine. AJR 129:613-615
34. Wright FW (1976) Spontaneous pneumothorax and pulmonary malignant disease: a syndrome sometimes associated with cavitating tumours. Clin Radiol 27:211-222
35. Dines DE, Cortese DA, Brennan MD (1973) Malignant pulmonary neoplasms predisposing to spontaneous pneumothorax. Mayo Clin Proc 48:541-544
36. Dodd GD, Boyle JJ (1961) Excavating pulmonary metastases. AJR 85:277-293
37. Husband JE (1996) Monitoring tumour response. Eur Radiol 6:775-785
38. Libshitz HI (1992) Metastases to the thorax. In: Greene R, Muhm JR (eds) A categorical course in diagnostic radiology. Chest radiology. RSNA, Oak Brook, pp 235-244
39. Peuchot M, Libshitz HI (1987) Pulmonary metastases disease: Radiologic-surgical correlation. Radiology 164:719-722
40. Ptaszink R, McKenzie A, Hennesy O (1988) Cystic metastases from colon carcinoma. Australas Radiol 32:356-359
41. Shah HR, Love L, Williamson MR, Buckner BC, Ferris EJ (1989): Hemorrhagic adrenal metastases: CT findings. J Comput Assist Tomogr 13:77-81
42. Siskind BN, Malat J, Hammers L, Rigsby CM, Taylor C, Radin DR, Rosenfield AT (1987) CT features of hemorrhagic malignant liver tumors. J Comput Assist Tomogr 11:766-770
43. Swensen SJ, McLeod RA, Stephens DH (1984) CT of extracranial hemorrhage and hematomas. AJR 143:907-912
44. Salvolaine ER, Grecos GP, Howard J, White P (1985) Evolution of CT findings in hepatic hematoma. J Comput Assist Tomogr 9:1090-1096
45. Lee YN (1980) Malignant melanoma: pattern of metastases. Cancer 30:137-141
46. Lentini JF, Love MB, Ritchie WGM, Sedlacek TV (1986) Computed tomography in retroconversion of hepatic metastases from immature ovarian teratoma. J Comput Assist Tomogr 10:1060-1062
47. Palestro CJ, Vega A, Kim CK, Goldsmith SJ (1990) Infected hepatic metastases. Role of In-111 leukocyte scintigraphy. Clin Nucl Med 15:434-437

48. Cascino TL (1993) Neurologic complications of systemic cancer. Med Clin North Am 77:265-278
49. De Clerck YA, Shimada H, Gonzales-Gomez I, Raffel C (1993) Tumoral invasion in the central nervous system. J Neurooncol 18: 111-121
50. Hilal S, Chang C (1978) Specificity of computed tomography in the diagnosis of supratentorial neoplasms: consideration of metastasis and meningiomas. Neuroradiology 16:537-539
51. Jelinek J, Smirniotopoulos JG, Parisi JE, Kanzer M (1990) Lateral ventricular neoplasms of the brain: differential diagnosis based on clinical, CT and MR findings. AJR 11:567-574
52. Shiino A, Ito R, Nakasu S, Handa J (1998) Metastatic adenocarcinoma presenting as a homogeneously high density mass on CT. J Comput Assist Tomogr 22:130-132
53. Chamberlain MC (1995) A review of leptomeningeal metastases in pediatrics. J Child Neurol 10:191-199
54. Coppage L, Shaw C, Curtis AM. (1987) Metastatic disease to the chest in patients with extrathoracic malignancies. J Thorac Imag 2:24-37
55. Hirakata K, Nakata H, Nakagawa T (1995) CT of pulmonary metastases with pathological correlation. Seminars in Ultrasound, CT and MRI 16:379-394
56. Crow J, Slavin G, Kreel L (1981) Pulmonary metastasis: a pathologic and radiologic study. Cancer 47:2595-2602
57. Davis SD (1991) CT evaluation for pulmonary metastases in patients with extrathoracic malignancies. Radiology 180:1-12
58. Gaeta M, Volta S, Stroscio S, Romeo P, Pandolfo I (1992) CT "halo-sign" in pulmonary tubercoloma. J Comput Assist Tomogr 16:827-828
59. Hruban RH, Meziane MA, Zerhouni EA, Wheeler PS, Dumler JS, Hutchins GM (1987) Radiologic-pathologic correlation of the CT halo-sign in invasive pulmonary aspergillosis. J Comput Assist Tomogr 11:534-536
60. Hirakata K, Nakata H, Haratake J (1993) Appearance of pulmonary metastases on high-resolution CT-scans: comparison with histopathologic findings from autopsy specimens. AJR 161:37-43
61. Brown MJ, Miller RR, Muller NL (1994) Acute lung disease in the immunocompromised host: CT and pathologic examination findings. Radiology 190:247-254
62. Braman SS, Whitcomb ME (1975) Endobronchial metastasis. Arch Intern Med 135:543-547
63. Mahfouz AE, Hamm B, Mathieu D (1996) Imaging of metastases to the liver. Eur Radiol 6:607-614
64. Baker ME, Pelley R (1995) Hepatic metastases: basic principles and implication for radiologists. Radiology 197:329-337
65. Baron RL (1994) Understanding and optimizing use of contrast material for CT of the liver. AJR 163:323-331
66. Freney PC, Nghiem HV, Winter TC (1995) Helical CT during arterial portography: optimization of contrast enhancement and scanning parameters. Radiology 194:83-90
67. Rotondo A, Brunese L, Del Viscovo L (1996) Fegato e vie biliari. In Pozzi Mucelli R (ed) Trattato Italiano di Tomografia Computerizzata. Casa Editrice Idelson, Napoli, pp 917-971
68. Hughes JJ, Pollock WJ, Schworm CP (1984) Branching pattern in CT scans of mucin producing carcinoma metastases to the liver. J Comput Assist Tomogr 8:553-555
69. Fishman EK, Kuhlman JE, Schushter LM, Miller JA III, Magid D (1990) CT of malignant melanoma in the chest, abdomen and muscoloskeletal system. RadioGraphics 10:603-620
70. Bernardino ME, Erwin BC, Steinberg HV, Baumgartner BR, Torres WE, Gedgaudas-McClees RK (1986) Delayed hepatic CT scanning: increased confidence and improved detection of hepatic metastases. Radiology 159:71-74
71. Bressler EL, Alpern MB, Glazer GM, Francis IR, Ensminger WD (1987): Hypervascular hepatic metastases: CT evaluation. Radiology 162:49-51
72. Rossi A, Ferrozzi F, Rossi G (1990) La TC nello studio del surrene. Tipolitografia Benedettine, Parma

73. Greene KM, Brantly PN, Thompson WR (1985) Adenocarcinoma metastatic to the adrenal gland simulating myelolipoma: CT evaluation. J Comput Assist Tomogr 9:820-821.
74. Cedermark BJ, Ohlsen H (1981) Computed tomography in the diagnosis of metastases of the adrenal gland. Surg Gynecol Obstet 152:13-16
75. Ferrozzi F, Campani R, Garlaschi G, Campodonico F (1997) Linfomi con localizzazione extranodale: aspetti con tomografia computerizzata e diagnostica differenziale. Radiol Med 93:429-441
76. Ha HK, Jung JI, Lee MS, Choi BG, Lee MG, Kim YH, Kim PN, Auh YH (1996) Differentiation of tubercolous peritonitis and peritoneal carcinomatosis. AJR 167:743-748
77. Ferrozzi F, Bova D, De Chiara F, Garlaschi G, Draghi F, Cocconi G, Bassi P (1998) Thin section CT follow-up of metastatic ovarian carcinoma: correlation with levels of CA-125 marker and clinical history. Clin Imaging (in press)
78. Rieux D, Laufenburger A, Soulier A, Caron-Poitreau C (1985) Aspect tomodensitométriques de la maladie gélatineuse du péritoine. A propos de 5 cas. J Radiol 66:297-302
79. Oliphant M, Berne AS, Meyers MA (1993) Spread of disease via the subperitoneal space: the small mesentery. Abdom Imaging 18:109-116
80. Oliphant M, Berne AS, Meyers MA (1993) Bidirectional spread of disease via the subperitoneal space: the lower abdomen and left pelvis. Abdom Imaging 18:117-125
81. Nywayama G (1998) Frequency and distribution of skeletal metastasis. In: Resnick D (ed) Diagnosis of bone and joint disorders. W.B. Saunders Company, Philadelphia, London, Toronto, Montreal, Sydney, Tokyo
82. Soderlund V (1996) Radiological diagnosis of skeletal metastases. Eur Radiol 6:587-595
83. Jacobsson H, Goransson H (1991) Radiological detection of bone and bone marrow metastases. Med Oncol Tumor Pharmacotherap 8:253-261
84. Harrington KD (1993) Metastatic tumors of the spine: diagnosis and treatment. J Am Acad Orthop Surgeons 1:76-85
85. Coleman RE, Rubens RD (1987) The clinical course of bone metastases from breast cancer. Br J Cancer 55:61-66
86. Henriksson C, Haraldsson G, Aldenborg F (1992) Skeletal metastases in 102 patients evaluated before surgery for renal cell carcinoma. Scand J Urol Nephrol 26:363-369
87. van den Brekel MW, Castelijns JA, Snow GB (1996) Imaging of cervical lymphadenopathy. Neuroimaging Clin North Am 6:417-434
88. Ikezoe J, Kadowaki K, Morimoto S (1990) Mediastinal lymph node metastases from non-small-cell bronchogenic carcinoma: re-evaluation with CT. J Comput Assist tomogr 14:340-344
89. Seely JM, Mayo IR, Miller RR Muller NL (1993) T1 lung cancer: prevalence of mediastinal nodal metastases and diagnostic accuracy of CT. Radiology 186:129-132
90. Einstein DM, Singer AA, Chilcote WA, Desai RK (1991) Abdominal lymphadenopathy: spectrum of CT findings. Radiographics 11:457-472
91. Giron J, Chisin R, Paul JL, Senac JP, Bonafe A, Manelfe C, Railhac JJ (1996) Multimodality imaging of cervical adenopathies. Eur J Radiol 21:159-166
92. Jager N, Weissbach L, Bussar-Maatz R (1994) Size and status of metastases after inductive chemotherapy of germ-cell tumors. Indication for salvage operation. Word J Urol 12:196-199
93. Ferrozzi F, Bova D, Campodonico F, de Chiara F, Passari A, Bassi P (1997) Pancreatic metastases: CT assessment. Eur Radiol 7:241-245
94. Max MB, Deck MDF, Rottemberg DA (1981) Pituitary metastasis: incidence in cancer patients and clinical differentiation from pituitary adenoma. Neurology 31:998-1002
95. Teears R, Silverman EM (1975) Clinicopathologic review of 88 cases of carcinoma metastatic to the pituitary gland. Cancer 36:216-220
96. Mukherji SK, Weeks SM, Castillo M, Yankaskas BC, Krishnan LAG, Schiro S (1996) Squamous cell carcinomas that arise in the oral cavity and tongue base: can CT help predict perineural or vascular invasion? Radiology 198:157-162
97. Arkas A, Bescos S, Raspall G, Capellades J (1996) Perineural spread of epidermoid carcinoma in the infraorbital nerve: case report. J Oral Maxillofac Surg 54:520-522

98. Chong VFH, Fan Y-F, Khoo JBK (1996) Nasopharyngeal carcinoma with intracranial spread: CT and MR characteristics. J Comput Assist Tomogr 20:563-569

99. Ferry AP, Font RL (1974) Carcinoma metastatic to the eye and orbit: a clinicopathologic study of 227 cases. Arch Ophthalmol 92: 276-286

100. Green S, Som PM, Lavagnini PG (1995) Bilateral orbital metastases from prostate carcinoma: case presentation and CT findings. Am J Neuroradiol 16: 417-419

101. Nakhjavani MK, Gharib H, Goellner JR, van Heerden JA (1997) Metastasis to the thyroid gland. A report of 43 cases. Cancer 79:574-578

102. Ferrozzi F, Campodonico F, de Chiara F, Uccelli M, Bassi P (1997) Metastasi tiroidee: aspetti con ecografia e tomografia computerizzata. Radiol Med 94:214-219

103. Shimaoka K, Sokal JE, Pickren J (1962) Metastatic neoplasms in the thyroid gland: pathological and clinical findings. Cancer 15:557-565

104. Som PM, Brandwein M (1996) Salivary glands. In: Som PM Curtin HD (ed) Head and neck imaging, vol. 2. Mosby, St Louis, pp 1456-1459

105. Klatt EC, Heitz DR (1990) Cardiac metastases. Cancer 65:1456-1459

106. Tamura A, Matsubara O, Yoshimura N, Kasuga T, Akagawa S, Aoki N (1992) Cardiac metastasis of lung cancer. A study of metastatic pathways and clinical manifestations. Cancer 70:437-442

107. McCrea ES, Johnson C, Haney PJ (1983) Metastases to the breast. AJR 141:685-690

108. Vergier B, Trojani M, de Mascarel I (1991) Metastases to the breast: differential diagnosis from primary breast carcinoma. J Surg Oncol 48:112-116

109. Belton AL, Stull MA, Grant T, Shepard MH (1997) Mammographic and sonographic findings in metastatic transitional cell carcinoma of the breast. AJR 68:511-512

110. Iwaszkiewicz K (1995) Metastases to the breast: report of three cases. Eur Radiol 5:572-574

111. Soo MS, Williford ME, Elenberger CD (1995) Medullary thyroid carcinoma metastatic to the breast: mammographic appearance. AJR 165:65-66

112. Ferrozzi F, Rossi A (1988) Gallbladder metastasis: CT appearance. Rays 13:23-25

113. Goldstein HM, Beydoun MT, Dodd GD (1977) Radiologic spectrum of melanoma metastatic to the gastrointestinal tract. AJR 129:605-612

114. Phillips G, Pochaczevsky R, Goodman J, Kumari S (1982) Ultrasound patterns of metastatic tumors in the gallbladder. J Clin Ultrasound 10:379-383

115. Charsangavej C, Whitley NO (1993) Metastases to the pancreas and peripancreatic lymph nodes from carcinoma of the right side of the colon: CT findings in 12 patients. AJR. 160: 49-52

116. Fugazzola C, Procacci C, Bergamo Andreis IA, Portuese A, Iacono C, Franco F, Dompieri P, Semeraro MV (1990) Diagnostica per immagini delle metastasi pancreatiche. Radiol Med 80:669-675

117. Chowhan NM, Madajewicz S (1990) Management of Metastases-induced acute pancreatitis in small cell carcinoma of the lung. Cancer 65:1445-1448

118. McLatchie GR, Imrie CW (1981) Acute pancreatitis associated with tumor metastasis in the pancreas. Digestion 21:13-17

119. Boudghene FP, Deslandes PM, LeBlanche AF, Bigot JM (1994) US and CT imaging features of intrapancreatic metastases. J Comput Assist Tomogr. 18:905-1001

120. Rumancik WM, Megibow AJ, Bosniak MA, Hilton S (1984) Metastatic disease to the pancreas: evaluation by Computed tomography. J Comput Assist Tomogr 8:829-834

121. Berge T (1974) Splenic metastases. Frequencies and patterns. Acta Path Microbiol Scand 82:499-503

122. Marymont JH, Gross S (1963) Patterns of metastatic cancer in the spleen. Amer J Clin Path 40:58-63

123. Rabushka LS, Kawashima A, Fishman EK (1994) Imaging of the spleen: CT with supplemental MR examination. RadiograGraphics 14:307-315

124. Bruneton JN, Geoffray A (1990) Metastases. In: Bruneton JN (ed) Imaging of gastrointestinal tract tumors. Springer, Berlin Heidelberg New York, pp 213-229
125. Caramella E, Bruneton JN, Roux P, Aubanel D, Lecomte P (1983) Metastases of the digestive tract. Report of 77 cases and review of the literature. Eur J Radiol 3:331-338
126. Angelelli G, Macarini L (1992) TC del tratto gastroenterico. Edizioni Minerva Medica Torino
127. Agha FP (1987) Secondary neoplasms of the oesophagus. Gastrointest Radiol 12:187-193
128. Anderson MF, Harell GS (1980) Secondary esophageal tumors. AJR 135:1243-1246
129. Green LK (1990) Hematogenous metastases to the stomach. A review of 67 cases. Cancer 65:1596-1600
130. Rodde A, Stines J, Regent D, Becker S, Conroy T, Weber B, Delgoffe C, Bour C (1987) Les pseudo-linites gastriques d'origine mammaire. J Radiol 68:269-274
131. Ferrozzi F, Bova D, Garlaschi G (1994) Gastric metastases from retroperitoneal leiomyosarcoma. Abdom Imaging 19:298-300
132. Dick R, Pattinson JW (1972) Metastasis of the stomach presenting as single polyps. Br J Radiol 45:761-764
133. McNeill PM, Waginan LD, Neifeld JP (1987) Small bowel metastases from primary carcinoma of the lung. Cancer 59:1486-1491
134. Listrom MB, Davis M, Lowry S, Williams WW, Monsein LH, Kleinman R, Gogel HK (1988) Intussusception secondary to squamous carcinoma of the lung. Gastrointest Radiol 13:224-226
135. Kawashima A, Fishman EK, Kuhlman JE, Schuchter LM (1991) CT of malignant melanoma: patterns of small bowel involvement. J Comput Assist Tomogr 15:570-574
136. Leidich RB, Rudolph LE (1991) Small bowel perforation secondary to metastatic lung carcinoma. Ann Surg 103:67-69
137. Antler AS, Ough Y, Pitchumoni CS. (1982) Gastrointestinal metastases from malignant tumors of the lung. Cancer 49:170-172
138. Krestin GP, Beyer D, Lorenz R (1985) Secondary involvement of the trasverse colon by tumors of the pelvis: spread of malignancies along the greater omentum. Gastrointest Radiol 10:283-288
139. Ferrozzi F, Bova D, Campodonico F (1997) Computed Tomography of renal metastases. Semin in US, CT, MRI 18:115-121
140. Ferrozzi F, Campodonico F, de Chiara F, Draghi F, Bassi P (1993) Metastasi renali: aspetti TC e diagnostica differenziale. Eido Electa 4:161-167
141. Shirkhoda A (1986) Computed tomography of perirenal metastases. J Comput Assist Tomogr 10:435-438
142. Canossi B, Renzi E, Santini D (1995) Metastasi ureterale da carcinoma mammario lobulare. Rara causa di urinoma. Radiol Med 90:158-160
143. Mazur MT, Hsueh S, Gersell DJ (1984) Metastases to the female genital tract. Analysis of 325 cases. Cancer 53:1978-1984
144. Mata JM, Inaraja L, Rams A, Andreu J, Donoso L, Marcuello G (1988) CT findings in metastatic ovarian tumors from gastrointestinal tract neoplasms (Krukenberg tumors). Gastrointest Radiol 13:242-246
145. Ferrozzi F, Castriota-Scanderbeg A, Bova D, Piazza N (1993) Calcified ovarian metastases from mucinous carcinoma of the colon. Clin Imaging 17:17-18
146. Berman JR, Nunnemann RG, Broshears JR, Berman IR (1993) Sigmoid colon metastatic to prostate. Urology 41:150-152
147. Aubert J, Dore B, Grange P, Menard F, Eyraud J (1988) Métastase pénienne d'un cancer prostatique. J Urol 94:475-477
148. Kelleher JP, Ashpole R, Pengelly AW (1989) Penile plaque: a presentation of metastatic renal carcinoma. Br J Urol 64:428
149. Pienkos EJ, Jablokow VR (1972) Secondary testicular tumors. Cancer 30:481-485
150. Schultz SR, Bree RL, Schwab RE, Raiss G (1986) CT detection of skeletal muscle metastases. J Comput Assist Tomogr 10 :81-83

151. Seeley S (1980) Possible reasons for high resistence of muscle to cancer. Med Hypotheses 6:133-137
152. Patten RM, Shuman WP, Teefey S (1989) Subcutaneous metastases from malignant melanoma: prevalence and findings on CT. AJR 152:1009-1012
153. Dunnick NR, Schaner EG, Doppman JL (1978) Detection of subcutaneous metastases by computed tomography. J Comput Assist Tomogr 2:275-279
154. Wheelock MC, Frable WJ (1962) Bizarre metastases from malignant neoplasms. Am J Clin Pathol 37:475-490
155. Melato M, Laurino N, Mucli E (1989) Relationship between cirrhosis, liver cancer and hepatic metastases. An autopsy study. Cancer 64:455-459

Indice analitico